Neuhold

Die Bienen-Hausapotheke

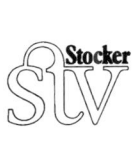

Manfred Neuhold

DIE BIENEN-HAUSAPOTHEKE

Mit ausgewählten Rezepten
zum Selbermachen

Leopold Stocker Verlag
Graz – Stuttgart

Umschlagfoto: Klaus Nowottnick, Kleinschmalkalden
                   kleines Bild: Günter Hauer, Graz
Fotos im Textteil: Seite 10, 15, 16, 17, 19, 21, 25, 26, 33, 36, 41, 44, 61, 70, 100, 102,
                   103, 118: Klaus Nowottnick, Kleinschmalkalden
                   Seite 58, 59, 97: Wolfgang Oberisser, Pinkafeld
                   Seite 108: Günter Hauer, Graz
                   Seite 69: Aus Propolis, Klaus Nowottnick
                   Seite 40, 50, 54, 55, 64, 80, 81, 82, 83, 84, 85, 90, 91, 92, 98:
                   Manfred Neuhold, Rosenheim
Umschlaggestaltung: Reproteam, Graz

Bibliografische Information der Deutschen Bibliothek
Die Deutsche Bibliothek verzeichnet diese Publikation in der Deutschen Nationalbibliografie;
detaillierte bibliografische Daten sind im Internet über http://dnb.ddb.de abrufbar.

Die in diesem Buch enthaltenen Rezepte sind sorgfältig zusammengestellt und erprobt.
Trotzdem können weder Autor noch Verlag irgendwelche Garantien übernehmen.
Die juristische Haftung ist in jedem Fall ausgeschlossen.

ISBN 3-7020-1132-3
ISBN 978-3-7020-1132-1
Grafik, Layout und Repro: Werbeagentur | Digitalstudio Rypka GmbH, 8020 Graz
Druck und Bindung: Druckerei Theiss GmbH, A-9431 St. Stefan im Lavanttal

Inhalt

Die Bienenapotheke –
Harmonie als Heilprinzip

Wer sich mit dem Leben, der Arbeit und den Produkten der Biene befasst, kann das Staunen wieder lernen. Seit Millionen von Jahren fliegt die Biene jeden Frühling und Sommer von Blüte zu Blüte, von Pflanze zu Pflanze, sammelt Nektar und Pollen, Harz und Honigtau, vermengt diese Grundstoffe schon während des Rückflugs zu den Waben ihres Volkes mit Stoffen aus der wunderbaren chemischen Fabrik ihres kleinen Körpers und übergibt sie anderen Bienen zur Weiterverarbeitung. Nicht nur Honig produzieren die Bienen, sondern auch Propolis, ein hochwirksames Antibiotikum, das nicht nur Pilze, Keime und Bakterien eliminiert, sondern – was die Antibiotika der pharmazeutischen Industrie bis heute nicht schaffen – auch verschiedene Viren und gefährliche Virenbruchstücke. Sie versetzen den Pollen der Blütenpflanzen mit ihren Fermenten, lagern ihn in den Waben und haben damit eine Kraftnahrung zur Verfügung, die alles enthält – auch alles, was der menschliche Organismus zum Überleben ohne Mangelerscheinung braucht. Ihre jüngsten Larven und ihre Königin füttern sie mit einem Futtersaft, dem Gelée royale, das ein wahrer Jungbrunnen ist, weil es den Zellstoffwechsel – nicht nur der Bienenkönigin, auch des Menschen – und die Zellerneuerung stark anregt. Und selbst das Baumaterial für ihre Waben, das Wachs, enthält noch Stoffe, die für den Menschen Heilstoffe sind.

So wunderbar diese Produkte der Biene sind, stellen sie doch nur einen Teil des Wunders Biene dar. Denn diesen Begriff darf man, ohne sich der Schwärmerei bezichtigen lassen zu müssen, für das gesamte Leben der Biene verwenden. Wer nicht selbst Imker ist, sieht meist die einzelnen Bienen auf ihren Sammelflügen. Doch die einzelne Biene zählt nichts, das Individuum geht völlig im Kollektiv des Bienenstaates auf. Der Bienenstaat aber ist ein Ausdruck vollkommener Harmonie. Nicht nur, dass hier drei Geschlechter – die geschlechtslosen Arbeitsbienen, die weibliche Königin und die männlichen Drohnen – zusammenleben, alle sind Instrumente der übergeordneten Idee „Bienenstaat". Das einzige Ziel und der einzige Zweck ist das große Ganze. Selbst die Königin ist diesem Ziel und Zweck unterworfen. Sie

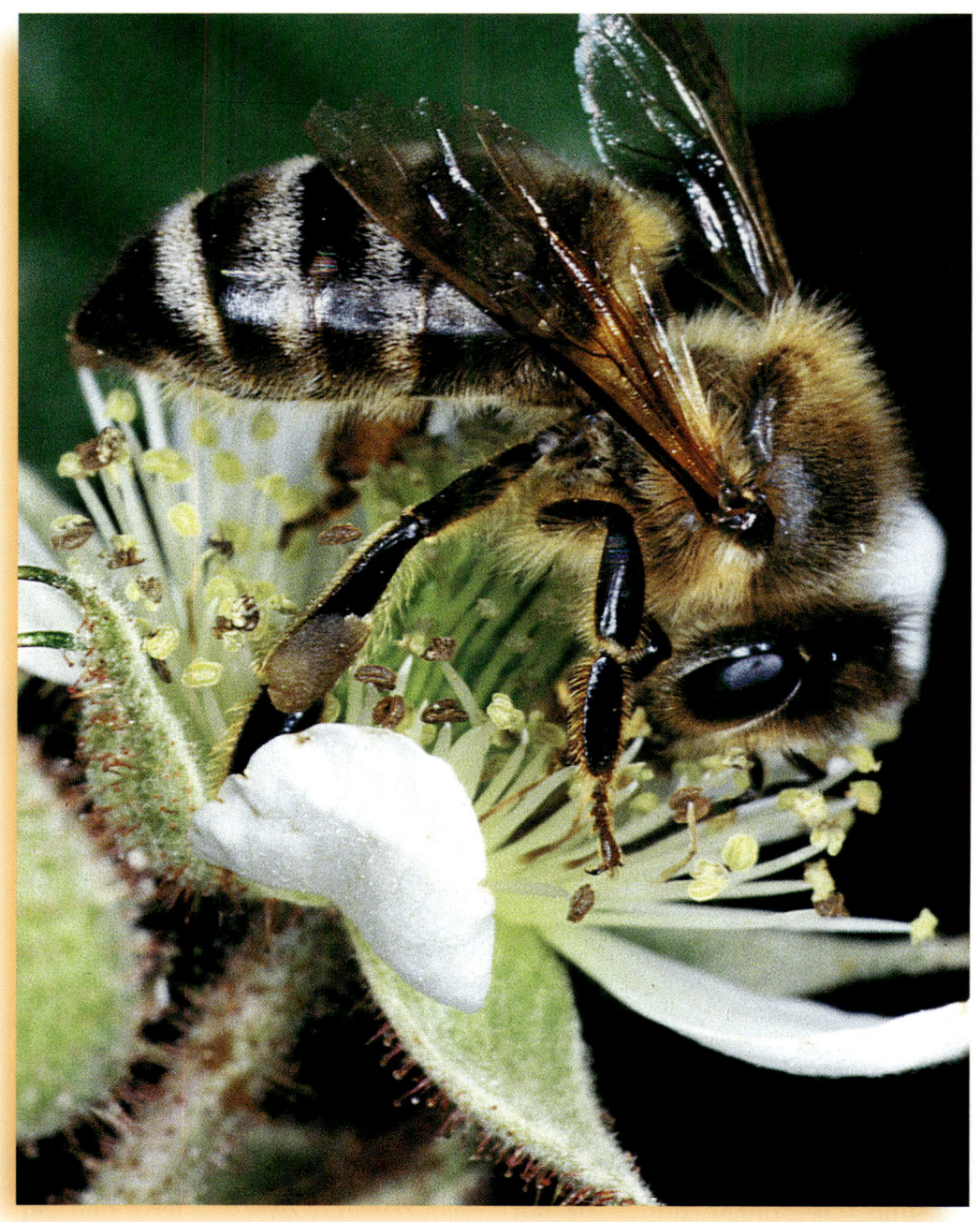

herrscht nicht, sondern dient dem Bienenstaat in ihrer Fortpflanzungsfunktion. Besieht man sich dann noch die Funktionen der Arbeitsbienen genauer – von der Arbeitsteilung mit der ständigen entsprechenden physischen Anpassung bis zur Nachrichtenübermittlung mittels Tanzsprache – so ist man geneigt zu fragen: Welche überragende Intelligenz steuert den Bienenstaat? – Nun, auf diese Frage werden wir keine Antwort bekommen. Doch das Grundprinzip ist erkennbar: Ordnung bewirkt Harmonie!

Diese vollkommene Harmonie kommt auch in den Produkten der Biene zum Ausdruck. Und es scheint, dass diese Harmonie einen Teil der Heilkraft für den Menschen ausmacht. Gerade in der heutigen Zeit hat Harmonie einen großen Seltenheitswert. Und ein Mangel an Harmonie ist nicht nur ein Mangel an Lebensqualität, er kann auch Auslöser für eine Vielzahl von Erkrankungen sein. Wer ständig im Stress ist, schädigt das Immunsystem seines Körpers, und damit haben Bakterien, Viren und Keime leichtes Spiel.

Die Heilmittel aus der Bienenapotheke beweisen ihre Wirksamkeit seit mehr als 2000 Jahren. Zumindest haben wir für diesen Zeitraum Belege – tatsächlich dürfte er wohl um einiges länger sein. Diese Heilmittel wirken bei akuten Beschwerden wie auch bei chronischen Leiden. Die Heilung ist für die Leidenden von größter Bedeutung, sie kann durch die Mittel aus dem Bienenstock oft und rasch bewirkt werden. Aber vielleicht sollten wir zusätzlich zu den stofflichen Heilmitteln auch die innere Harmonie oder zumindest das Streben danach als Heilmittel wiederentdecken.

Vom Leben der Biene

Glaubt man den biblischen Legenden, so dürfte Gott die Biene am späten Vormittag des fünften Schöpfungstages erschaffen haben. Neigt man eher in Richtung Naturwissenschaften, so kann man das erste Summen der Bienen in einem Zeitraum vor etwa 35 Millionen Jahren annehmen. Auf jeden Fall bevölkerten die Bienen sehr lange vor dem Menschen die Erde. Und das war gut so. Denn wie hätten die Menschen ohne Bienen einen Garten Eden vorfinden sollen?

Damit sind wir schon bei einem immens wichtigen Punkt – der Beziehung zwischen den Bienen und den Blütenpflanzen. Die Blütenpflanzen traten vor etwa 200 Millionen Jahren auf die Bühne der Geschichte, und sie entwickelten sich zur größten Pflanzenfamilie. Der überwiegende Teil der Blütenpflanzen ist zweigeschlechtlich angelegt. Sie benötigen deshalb einen Boten, dem der männliche Teil der Blüten die Samen anvertrauen kann, um sie zum weiblichen Teil zu bringen. Diese Bestäubung ist bei vielen Pflanzen durch den Wind möglich. Weil die Windbestäubung aber nicht bei allen Blütenpflanzen funktioniert, schuf die Natur eine perfekte Symbiose aus zweigeschlechtlichen Blütenpflanzen und blütenbesuchenden Insekten. An erster Stelle dieser Insekten steht die Biene.

Wie alle Lebensformen auf der Erde durchlief auch die Biene eine Evolution. Es dauerte wohl einige Millionen Jahre, bis die Biene zu der Form und Eigenart gefunden hatte, unter welcher wir sie kennen. Sozial in Völkern lebende Bienen – die Biologen nennen sie Apiden, vom lat. *apis,* d.h. Biene – wurden in Bernstein eingeschlossen gefunden und auf etwa 40 Millionen Jahre datiert. Auch Versteinerungen von Bienen wurden gefunden. Sie stammen aus dem frühen Tertiär, sind somit rund sechs Millionen Jahre alt. Zum Vergleich: Die ältesten Funde menschlicher Überreste sind etwas über eine Million Jahre alt.

Unsere heutige Honigbiene dürfte ursprünglich aus dem nordafrikanischen Raum stammen. Seit dem Naturforscher Carl von Linné (1707–1778), von dem die lateinischen Gattungs- und Artnamen für Tiere und Pflanzen stammen, heißt die Honigbiene *„Apis mellifica"* – deutsch: die Honigmacherin. Darunter versteht man allerdings eine Gattung mit einer Vielzahl unterschiedlicher Rassen. Allen gemeinsam ist ihre straff durchorganisierte Lebensweise in einer großen sozialen Gemeinschaft, dem Bienenvolk.

Diese Unterschiede zwischen den einzelnen natürlich vorkommenden Bienenrassen sind in erster Linie durch die Gegebenheiten des Lebensraumes bestimmt. Die Unterschiede bestehen am augenscheinlichsten in der Art des Nestbaues. Manche Bienenrassen bevorzugen den Einwabenbau, manche den Mehrwabenbau, manche bauen ihre Nester in Felsritzen, in hohle Bäume, andere von Ästen herabhängend oder in den Baumwipfeln. Jene Bienenrassen, die heute von imkerlicher Bedeutung sind, bildeten sich im Verlauf der letzten Eiszeiten in den Gebieten um das Mittelmeer und das Schwarze Meer heraus. Man unterscheidet heute in Europa drei Bienenrassen:

Die **Deutsche Biene** (*Apis mellifica mellifica*), oft auch Nordrasse oder ihrer Färbung wegen „Dunkle Biene" genannt, wanderte nach der letzten Eiszeit von Marokko über Spanien nach Mittel- und Nordeuropa ein. Sie ist für die Waldtracht und die Bedingungen im südlichen Skandinavien bestens geeignet.

Die **Italiener-Biene** (*Apis mellifica ligustica*) zog von Tunesien über Sizilien nach Italien. Sie bevorzugt mildes Klima und ist auf Blütentracht spezialisiert. Ihrer Farbe wegen nennt man sie auch „Gelbe Biene". Seit sich die Imker ihrer angenommen haben, vergrößerte sie ihr Verbreitungsgebiet weit über Italien hinaus und ist auch in den USA von großer imkerlicher Bedeutung.

Die **Kärntner Biene** (*Apis mellifica carnica*) oder „Graue Biene" stammt aus Südosteuropa. Nach der letzten Eiszeit kam sie über den Balkan in den südlichen Alpenraum und verbreitete sich von dort über Teile Mitteleuropas. In der mitteleuropäischen Imkerei ist sie die bedeutendste Bienenrasse. Die „Carnica" ist eine besonders fleißige Sammlerin an Frühlingsblüten, gilt als sanftmütig – es kommt also weniger oft zu Stichen als bei anderen Rassen – und übt im Frühjahr eifrig Bruttätigkeit aus. Wegen dieser vorzüglichen Eigenschaften nehmen die Imker ihre Kälteempfindlichkeit und den höheren Pflegeaufwand gerne in Kauf.

Ein Leben nur aus Arbeit

Eine einzige Biene für sich allein ist nicht überlebensfähig. Oder, wie es die Volksweisheit ausdrückt: „Mit einer Biene ist kein Staat zu machen." Deshalb sprechen die alten Imker auch, wenn sie die staatliche Gesamtheit des Bienenstocks meinen, nicht von den „Bienen",

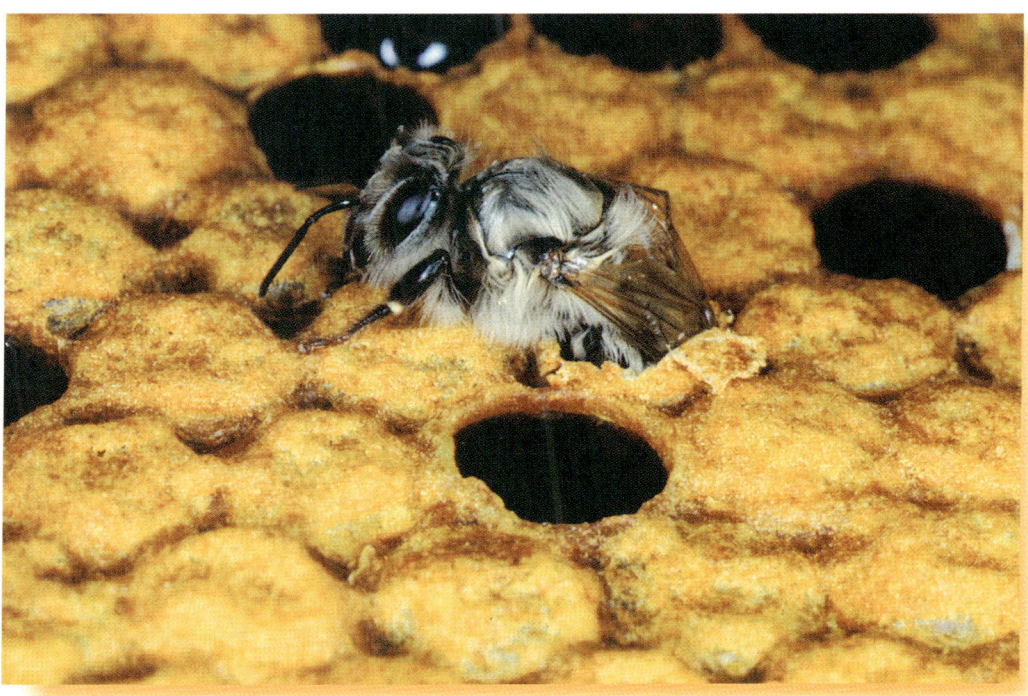

Eine Arbeitsbiene schlüpft nach 21 Tagen

sondern vom „Bien". Die Biene in der „Einzahl" ist das gesamte Volk, die Biene als Individuum gibt es praktisch nicht. Entsprechend gilt die Aufmerksamkeit und Fürsorge des Imkers nur dem „Gemeinwesen Bien", das einzelne Individuum Biene gilt ihm wenig oder nichts. Die Existenz der Biene besteht innerhalb der sinnvollen Verschränkung der drei Bienenkasten des Volkes: Königin, Arbeiterin, Drohne.

Das Leben einer Biene beginnt als Ei. Die Königin legt in eine vorbereitete Wabenzelle ein Ei. Bei einer Stocktemperatur von 35 Grad Celsius schlüpft aus je-

dem Ei eine Made. Diese nennt man „Rundmade", weil sie eine zusammengerollte Stellung einnimmt. Bis zum dritten Tag wird die Rundmade mit Futtersaft aus den Drüsen der Pflegebienen versorgt, vom vierten bis zum achten Tag erhält sie ein Kraftfuttergemisch aus Blütenpollen und Honig. So vorbereitet, streckt sie sich am neunten Tag zur „Streckmade". Nun wird von den Ammenbienen die Zelle, in welcher die Streckmade liegt, verdeckelt. Im Dunkel der Zelle entwickelt sich die Made zwischen dem zehnten und zwölften Tag zur Nymphe, die sich am 13. Tag ver-

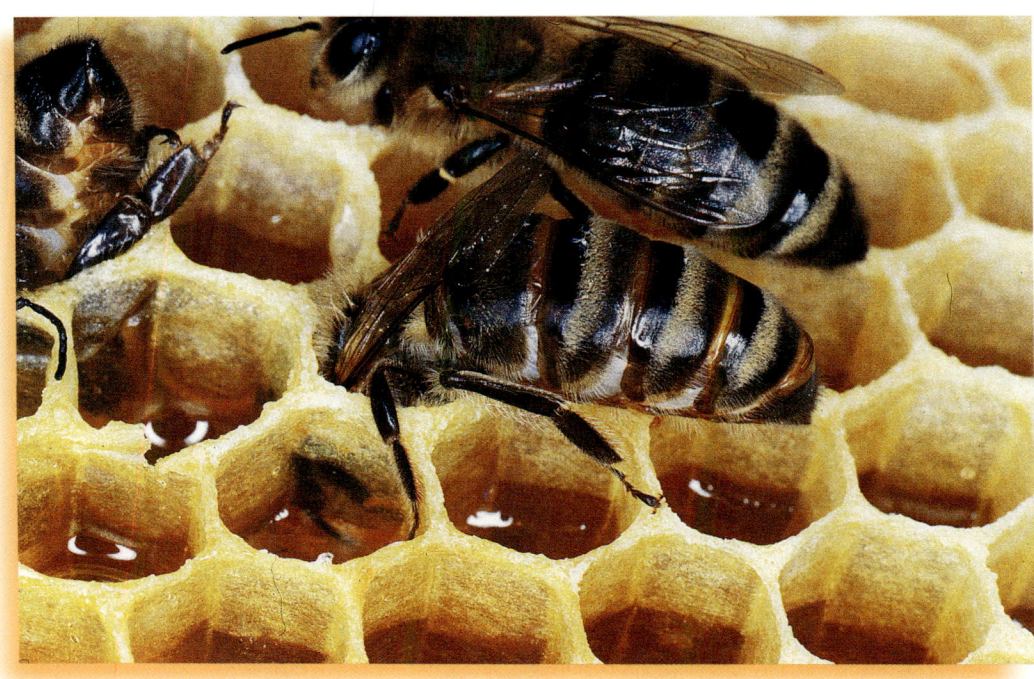

Die Honigwaben werden „befüllt"

puppt und schließlich am 21. Tag den Deckel der Zelle durchbricht, um als fertige Honigbiene aus dem Dunkel der Zelle in das Dunkel des Bienenstocks zu schlüpfen. Wir sprechen jetzt von der Kaste der „Arbeiterinnen", und dass es sich bei der eben geschlüpften Biene um eine solche handelt, wird auch sofort offensichtlich: Gleich nach dem Schlüpfen putzt sich die Jungbiene und steckt dann den Oberkörper wieder in die eben verlassene Wabenzelle – sie räumt den darin verbliebenen Schmutz der letzten 21 Tage aus. Die Zelle soll ja so rasch wie nur möglich wieder der Königin für die Eiablage zur Verfügung stehen. Und weil

die Jungbiene das Putzen nun schon kann, arbeitet sie die ersten beiden Tage ihres Bienenlebens als Putzbiene. Nebenbei wärmt sie auch noch die Brut. Am dritten Tag wird sie selbst zur Pflegebiene und füttert die vier bis acht Tage alten Maden mit Honig und Pollen. In dieser Zeit reifen an der Ammenbiene die Futtersaftdrüsen, mit deren eiweißreichem Sekret sie dann ihre nächste Aufgabe erfüllt: die Fütterung der Königin und jener Maden, die jünger als drei Tage sind. Diesen Futtersaft, in dem die Rundmaden bis zu ihrem dritten Tag schwimmen und mit dem die Königin ernährt wird, nennt man Gelée royale. Davon

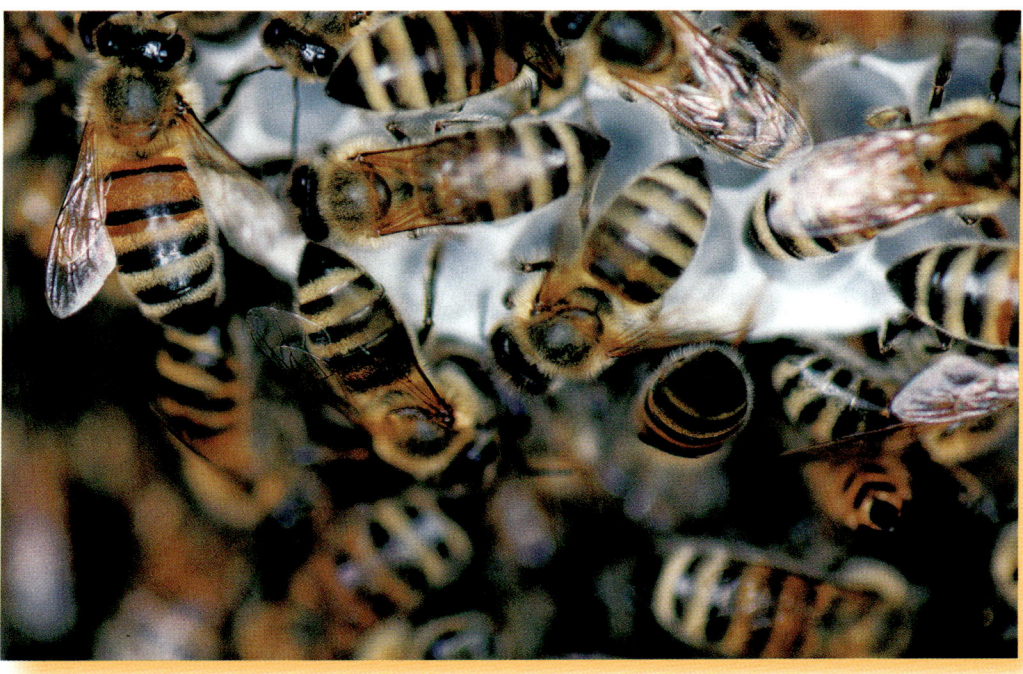

Auf den Waben herrscht immer „Hochbetrieb"

wird noch ausführlich die Rede sein. Der Ammendienst erfüllt das Leben einer Arbeitsbiene bis zu ihrem zwölften Tag und verlangt ihr mehr Energie ab als die noch folgenden Arbeitsdienste. Neben dem eigentlichen Ammendienst hat sie nämlich noch den Nektar von den in den Stock zurückgekehrten Trachtbienen anzunehmen, einzudicken und mit Drüsenfermenten anzureichern.

Nach dem Ammendienst ist die Arbeitsbiene zunächst für etwa drei Tage dazu eingeteilt, den Pollen zu stampfen und den Stock zu putzen, dann folgen etwa sechs Tage Dienst beim Wabenbau. Sie schwitzt durch spezielle Drüsen

Wachs aus und formt sie zu sechseckigen Zellen. Der Aufbau der Waben aus Sechseckzellen ermöglicht die bestmögliche Raumausnutzung. Wären die einzelnen Zellen einer Wabe rund, blieben zwischen den Berührungspunkten Hohlräume. Nicht so beim sechseckigen Aufbau – er ist optimal, wie alles im Bienenstock. Als einziges Insekt außer der Biene baut nur noch die Wespe Sechseckzellen – aber nur für die Brut und nicht aus Wachs, sondern aus Zellstoff. Schon die nächste Verwandte der Biene, die Hummel, baut runde Zellen. Niemand weiß, bei wem die Biene Geometrieunterricht erhalten hat.

Nach dem Dienst beim Wabenbau übernimmt die Biene als „Polizeibiene" die Bewachung des Fluglochs am Bienenstock und darf während dieser Zeit ihre ersten Flüge unternehmen. Ab dem 21. Tag verlässt sie dann als Tracht- oder Sammelbiene den Stock und tut das, wobei wir ihr häufig zusehen dürfen: Sie bestäubt Blüten, sammelt Nektar, Honigtau, Pollen und Harz. Häufig bringt sie auch Wasser in den Bienenstock. Die Biene ist ein guter und sehr ausdauernder Flieger. Die Flugleistung eines einzigen Bienenlebens kann bis zu 8.000 km betragen! Die Lebenskraft einer Sommerbiene ist nach etwa sechs bis acht Wochen erschöpft. Ihre letzte Aufgabe besteht darin, als „Wehrbiene" den Stock gegen Eindringlinge zu verteidigen. Der gezähnte Giftstachel der Biene dient ausschließlich der Verteidigung. Gestochen wird nur, wenn Gefahr droht. Der Giftstachel bleibt wegen seiner Widerhaken in der Haut oder dem Fell größerer Tiere – oder des Menschen – hängen. Fliegt die Biene nach dem Stich weg, wird ihr deshalb mit dem Stachel auch die Giftblase aus dem Hinterleib gerissen: Eine tödliche Verletzung für die Biene! Sticht die Biene dagegen ein Insekt, kann sie anschließend den Stachel unbeschadet zurückziehen. Im Chitinpanzer eines Insekts verhakt sich der gezähnte Stachel nämlich nicht.

Im Verlauf ihres kurzen Lebens hat die Biene eine Vielzahl von „Berufen" ausgeübt: Babysitter, Amme, Diät- schwester, Wachsfabrikant und Baumeister, Putzfrau und Portier, Aufklärer und Transportflieger, Nachrichtenübermittler – beinahe unnötig zu sagen, dass diese unerhört fleißigen Arbeiterinnen geschlechtslos sind. Dieser Umstand ist bereits dem römischen Dichter Vergil vor mehr als zweitausend Jahren aufgefallen: *„Die Biene ist das einzige Wesen, das nicht der Leidenschaft und Liebesbrunst unterworfen ist."* Bei vielen philosophischen Schulen finden wir dieses Motiv wieder, denn gerade diese „Leidenschaft und Liebesbrunst" erachteten Stoa wie Christentum und Zen als der Entwicklung des Menschen abträglich. Deshalb galt die Biene den Philosophen als Beispiel eines vollkommenen Wesens, das nicht diesen „Verwirrungen des Gemüts" unterworfen ist. Um noch einmal Vergil zu Wort kommen zu lassen: *„Bei der Biene, bei ihr allein, walten lediglich die Kräfte der Ratio. Sie ist das stoische Musterwesen. Als solches ist sie allein im Bestande ihrer Gens der vernichtenden Macht des Todes entzogen."* Mit dem letzten Satz spricht Vergil den Umstand an, dass der Bienenstaat als solcher überwintert (das tun sonst nur noch einige Ameisenarten) und damit kontinuierlich weiterbesteht. Wespen- und Hummelstaaten haben dagegen nur einen Sommer lang Bestand, nur einige befruchtete Weibchen überwintern. Diese Erbgut-Trägerinnen bauen im Frühling einen neuen Staat auf, der dann mit dem ersten Herbstfrost wieder zugrunde geht.

Königin, Arbeiterin, Drohne

Das Ei, aus dem nach Made und Puppe ein Drohn wird, ist unbefruchtet. Nur jenem Ei, aus dem eine Arbeitsbiene werden soll, gibt die Königin beim Legen auch Samen bei. Jetzt stellt sich natürlich die Frage: Wie kommt die Königin selbst zustande? Schon die Königin-Made wohnt deutlich luxuriöser als der untersetzte Drohn und die kleine Arbeiterin. Natürlich ist die Größe der „Weiselzelle", wie man das Gemach der heranwachsenden Königin nennt, der

Größe ihrer Bewohnerin angepasst. Aber die heranwachsende Königin wohnt nicht nur anders, sie wird auch anders ernährt als künftige Arbeiterinnen und Drohnen. Jenen Maden, die Arbeiterinnen werden sollen, verabreichen die Ammenbienen nur während der ersten drei Tage den reinen Futtersaft aus der Kopfdrüse, das Gelée royale. Danach erhalten sie die übliche „Hausmannskost" aus Honig und Pollen. Die Königin dagegen wird vom ersten Tag ihres Daseins als Made bis zu ihrem Tod ausschließlich mit Gelée royale ernährt. Und obwohl die Biene zu den besterforschten Insekten gehört, weiß man bis

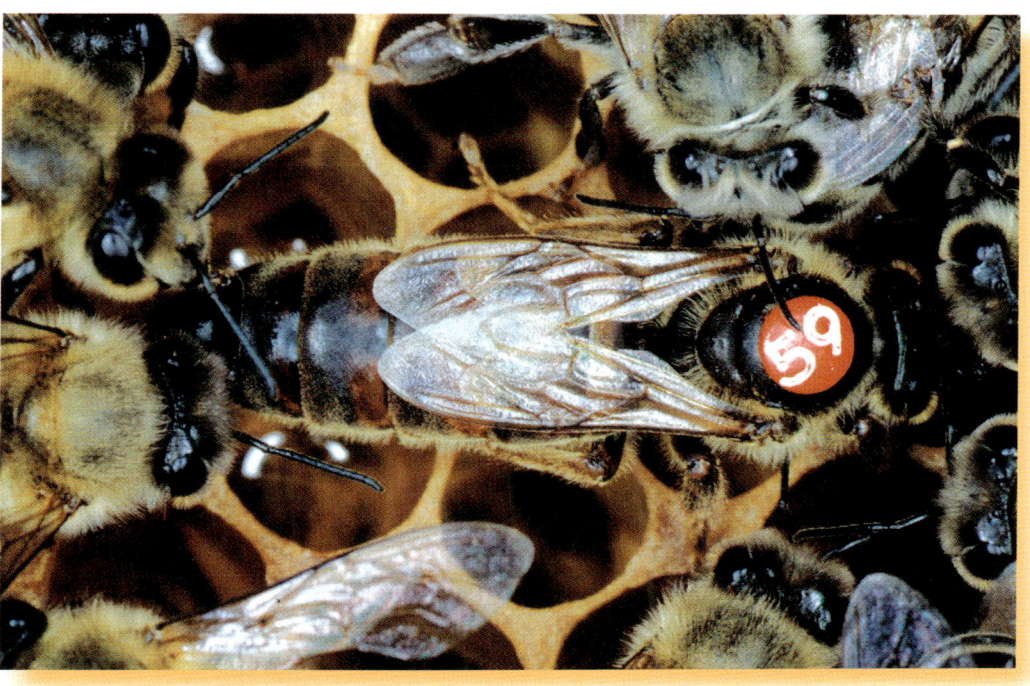

Die einzige Aufgabe der Königin ist die Fortpflanzung

heute nicht, wie diese Art der Fütterung kastendeterminierend wirken kann – und noch mehr: Die Königin ist nicht bloß das einzige fortpflanzungsfähige Weibchen des ganzen Volkes – sie wird bis zu fünf Jahre alt. Und sie ist von einer sagenhaften Fruchtbarkeit: Eine Bienenkönigin legt bis zu 2.000 Eier am Tag! Den Samen, den die Königin zur Befruchtung der Arbeiterinnen-Eier benötigt, bekommt sie beim Hochzeitsflug von den Drohnen. Diesen Samen speichert sie zeit ihres Lebens in ihrer Samenblase. Jedesmal, wenn ein Ei vorbeigleitet, öffnet sich der Samenkanal für einen kurzen Augenblick und gibt einige wenige Samenzellen frei. Aus den solcherart befruchteten Eiern werden Weibchen. Zu diesem Zeitpunkt ist an sich noch offen, ob Arbeiterinnen oder Königinnen. Es kommt auf die Entscheidung des Volkes an: Wird die eierlegende Königin zu einer Arbeiterinnenzelle gelenkt – oder zu einer Weiselzelle? Erst durch die Art der Zelle, in welche das befruchtete Ei gelangt, wird über die Art der Fütterung und damit zwischen Arbeiterin und Königin entschieden. Man könnte das alles für ein Wunder halten, aber Wunder gibt es im Bienenstock zu Hauf. Zum Beispiel auch jenes, dass selbst aus unbefruchteten Eiern Bienen werden: die Drohnen. Das sind die Männchen, deren einzige Aufgabe darin besteht, anlässlich des Hochzeitsfluges die Königin mit Samen zu versorgen.

Das Wesen eines Bienenstaates wird von der Harmonie dreier Geschlechter getragen: Eines einzigen geschlechtsreifen Weibchens (Königin), zehntausender verkümmerter Weibchen (Arbeiterinnen) und einiger hundert Männchen (Drohnen). Die Königin legt Eier – das ist ihre einzige Aufgabe, sie kann gar nichts anderes. Wie die Drohnen ist auch die Königin unfähig, sich selbst zu ernähren. Das ist die Aufgabe ihres Hofstaats aus Arbeiterinnen.

Die Königin verbringt die Zeit zwischen Frühlingsbeginn und Herbstanfang ausschließlich mit der Eiablage. Und das im wahrsten Wortsinn: Sie ist ohne Pause damit beschäftigt, über die Wabe zu tänzeln und leere, aber gesäuberte Brutzellen zu suchen. Sie steckt den Oberkörper in eine leere Zelle und stellt aufgrund des Raummaßes fest, ob es sich um eine Arbeiterinnen- oder eine Drohnenzelle handelt. Dann legt sie ein Ei hinein, oder, wie die Imker sagen, sie „bestiftet die Zelle". Das Ei steht in der Zelle nämlich aufrecht, wie ein Stift. Während der ganzen Zeit ist die Königin von ihren „Hofdamen" umgeben. Sie legt in einem Bienenjahr weit über 100.000 Eier und ist daher auf entsprechende Ernährung angewiesen. Kopf an Kopf, den Hinterleib nach außen, umdrängen die Arbeiterinnen die Königin, um sie pausenlos zu füttern.

Hier ist ein kleiner Einschub angebracht – hinsichtlich der Geschlechtslosigkeit der Arbeiterinnen. Dass aus einem befruchteten Ei eine solche wird, ist, wie schon erwähnt, durch die Größe der Zelle und die Art der Fütterung vorbestimmt. Damit die Arbeiterin jedoch geschlechtslos bleibt und nicht doch noch Eierstöcke entwickelt, dafür sorgt ein Sekret der Königin. Sie sondert diesen chemischen Wirkstoff durch Drüsen ab, und die Arbeiterinnen, die sie umdrängen, nehmen den Wirkstoff auf. Und indem die Bienen des Hofstaats ständig wechseln und auch mit den anderen Arbeiterinnen im Zuge der Fütterung und der Übernahme des Sammelguts ständig engen Körperkontakt pfle-

gen, verteilt sich der Wirkstoff über das ganze Volk. So stellt die Königin sicher, dass die Arbeiterinnen geschlechtslos bleiben.

Ist das Volk entsprechend angewachsen, so sorgt es selbst für eine neue Königin – oder auch für mehrere. Es baut Weiselzellen und leitet die „Königinmutter" an, ein Ei hinein zu legen. Mehrere Königinnen in einem Volk sind natürlich undenkbar – und deshalb haben die Imker im Frühling öfters damit zu tun, ein schwärmendes Bienenvolk zu bergen. Ist also die „Königinmutter" zur Schwarmzeit mit einem Teil ihres Volkes aus dem

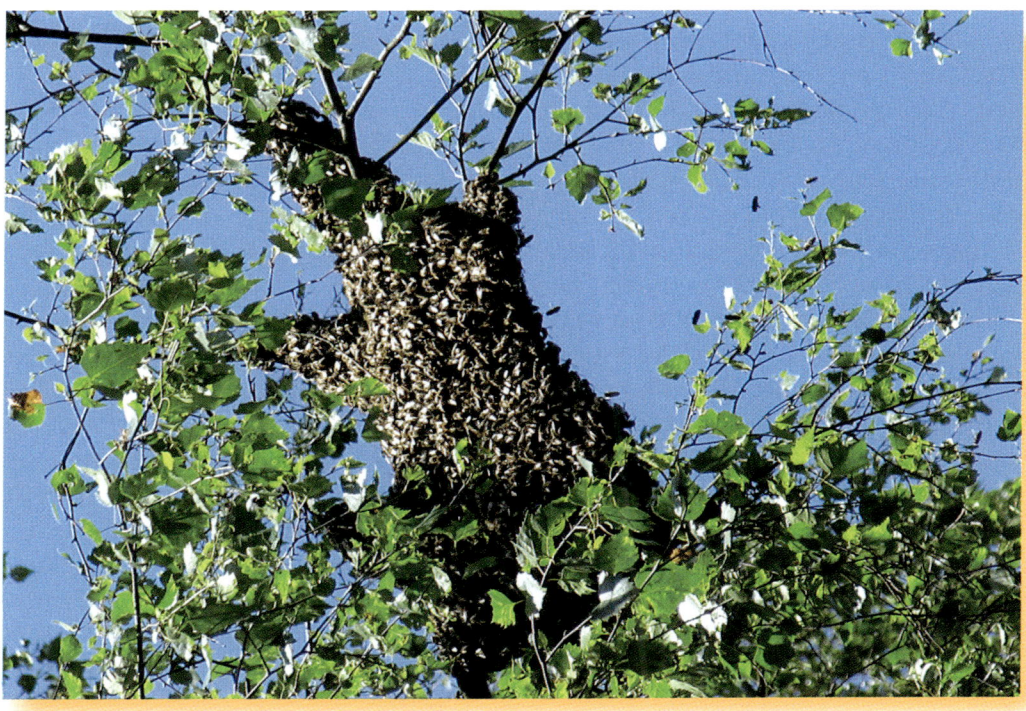

Der Bienenschwarm zeigt an, dass sich ein Volk geteilt hat

Stock ausgezogen und sind zur gleichen Zeit die vom verbleibenden Volk zu ihrer Nachfolge herangezüchteten „Jungköniginnen" in ihren Weiselzellen schlüpfreif, so ereignet sich das nächste der im Bienenstock so zahlreichen „Wunder": Die am weitesten entwickelte Jungkönigin erzeugt in ihrer Zelle einen markanten Pfeifton – der Imker sagt, „sie tütet". Möglich ist diese Tonerzeugung, indem die Jungkönigin Luft auspresst und mittels Flügelzittern eine Tonmodulation erzeugt. Dieser Signalton hat jedenfalls zur Folge, dass alle anderen Jungköniginnen in ihren Weiselzellen den begonnenen Schlupfakt sofort einstellen. Die „Erstgeborene" nagt sich sodann aus ihrer Zelle und eilt sofort zu den Weiselzellen ihrer Schwestern. Nicht, um sie zu begrüßen – nein, sie sticht ihre Schwestern tot. So ist sichergestellt, dass das Volk wieder nur eine Königin hat. Nur sie wird anschließend den Hochzeitsflug unternehmen, sich von den Drohnen begatten lassen und mit dem verbliebenen Rest des Muttervolkes ein neues, eigenes Volk begründen. Ist der verbliebene Rest des Volkes jedoch so groß, dass er zu mehr als einem Schwarm bestimmt ist, dann beschützen die Arbeiterinnen weitere Jungköniginnen vor ihrer erstgeborenen Schwester. Ist diese mit einem Teil des Volkes ausgezogen, so gestatten die Arbeiterinnen den verbleibenden Jungköniginnen das Schlüpfen. Sie lassen sie aus ihren Weiselzellen heraus – zum

Kampf um die Königinnenwürde. Dass diesen Kampf nur eine einzige Königin überlebt, versteht sich von selbst.

Die noch nicht begattete Königin verlässt sodann – und nur bei schönem Wetter – den Stock zum Hochzeitsflug. Er führt nicht weit vom Stock weg, bloß zu einem Treffpunkt mit den Drohnen. Während des Fluges paart sich die Königin mit einer größeren Zahl von Drohnen. Die Drohnen sterben nach der Paarung, die Königin kehrt in den Stock zurück.

Die Nachrichtentänzerin

Die Bienen sammeln ein Mehrfaches ihres täglichen Nahrungsbedarfs an Nektar und Pollen, um damit einen Wintervorrat an Honig anzulegen. Die Sammeltätigkeit ist die Aufgabe der Trachtbienen, also der Arbeiterinnen ab ihrem 21. Lebenstag. Nach dem Verlassen des Fluglochs scheinen die Bienen zunächst nur so herumzusummen. Aber das täuscht – sie sind dabei, sich zu orientieren. Instruktionen erhalten sie zuvor von anderen Bienen, die ihnen in Form der Bienensprache Art, Richtung und Entfernung einer lohnenden „Beute" angeben. Die Bienensprache wurde von dem mit dem Nobelpreis ausgezeichneten Forscher Karl von Frisch entschlüsselt. Und nicht bloß das – er kam überhaupt erst auf die Idee, dass die auffälligen Tänzelfiguren der Bienen tatsächlich eine Form der Nachrichtenübermittlung darstellen.

Sie haben es sicher schon öfters beobachtet: Zuerst summt eine einsame Biene um eine Blüte, krabbelt kurz in den Blütenkelch, fliegt bald wieder weg. Einige Minuten später ist die Biene plötzlich wieder da. Und sie ist nicht allein – im Luftraum über den Blüten herrscht plötzlich reger Flugverkehr. Es sieht ganz so aus, als wäre die einzelne Biene heim in ihren Stock geflogen und hätte ihren Schwestern von den vorzüglichen Blüten erzählt. Genau das hat sie auch getan: Bericht erstattet, und das sozusagen „mit vollem Mund".

Die von der Blütensuche zurückgekehrte Biene setzt sich auf die Wabe und erbricht den Inhalt ihres Honigmagens. Die anderen Bienen nehmen diese Kostprobe an, manche direkt vom Mund der Heimkehrerin. Und diese beginnt plötzlich zu tanzen: in kleinen Kreisen, einmal links herum, einmal rechts herum, rasend schnell. Die Bienen um sie herum weichen entweder zur Seite, um der Tänzerin Platz zu machen, oder sie lassen sich anstecken und tanzen selbst mit, suchen engen Körperkontakt mit der Tänzerin und rasen ihr hinterdrein. Seit Karl von Frisch wissen wir: das ist der „Rundtanz", das einfachste Vokabel der Bienensprache. Der hervorgewürgte Honigtropfen signalisiert eine Nahrungsquelle und gibt zugleich Bescheid über deren Art und Qualität. Die Kreisfiguren des Tanzes beschreiben den Raum, in dem sich die Nahrungsquelle befindet, genau gesagt, den Umkreis des Bienenstocks.

Diese Information ist ausreichend, wenn die Nahrungsquelle in nächster Nähe des Bienenstockes liegt, also innerhalb von etwa 60 Metern. Aber Bienen üben ihre Sammeltätigkeit in einem Umkreis von mehreren Kilometern aus. Da muss die Information dann genauer sein und mehr ins Detail gehen. Kein Problem für die tanzende Nachrichtenbiene, sie hat auch dafür die nötigen Vokabel, sprich Tanzfiguren.

Der „Sicheltanz" ist etwas komplizierter als der einfache „Rundtanz". Die Biene bewegt sich auf der Wabe auf einer engen Bahn in Mondsichelform. Der offene Teil dieser Mondsichel gibt die Richtung zur Beutestelle an, so dass die anderen Bienen genau wissen, in welche Richtung sie abfliegen müssen. Der Sicheltanz kommt dann zum Einsatz, wenn die Entfernung zur Sammelstelle größer als 60 Meter, aber kleiner als etwa 100 Meter ist.

Für noch größere Entfernungen ziehen die Bienen alle Register ihrer Tanzsprache. Dann benötigen die Sammlerinnen nämlich zwei präzise Informationen: genaue Himmelsrichtung und Entfernung. Nur so können sie die angegebene Sammelstelle auch tatsächlich finden. Schon ein Kreis mit einem Kilometer Durchmesser könnte von den Bienen nicht mehr in einer Weise abgesucht werden, die eine rationelle Sammeltätigkeit zulässt.

Deswegen benutzt die Nachrichten-biene den „Schwänzeltanz" als kompli-zierteste und informationsreichste Form der Tanzsprache. Sie durchschwänzelt mehrfach mit pendelartig ausschlagen-dem Hinterleib eine gerade Strecke, wel-che die Berührungslinie zweier flacher Kreise darstellt, also etwa die Form einer flachgedrückten Acht. Auf den Außenli-nien der Kreise nimmt die Biene aber nur „Anlauf" für die Tänzelfigur auf der Mittellinie zwischen den beiden Kreisen der Acht. Die Ausrichtung dieser Mittel-linie entspricht quasi einer Kompassna-del – sie zeigt genau in die Richtung des Sammelplatzes. Anzahl und Dauer der Hinterleibsausschläge informieren über die Entfernung des Sammelplatzes vom Bienenstock.

Jede Richtungsangabe braucht einen Bezugspunkt – der Kompass den Nord-pol, der Schwänzeltanz der Biene die Sonne. Doch ist die Sonne im dunklen Bienenstock nicht sehr hilfreich. Die Bienen nehmen deshalb die Schwerkraft zu Hilfe, für die sie ein feines Gespür ha-ben: Schwänzeln senkrecht nach oben heißt in gerader Richtung zur Sonne, schwänzeln nach unten heißt auf gera-dem Wege von der Sonne weg.

Blüten mit ihrem Nektar und Bäume mit ihrem Honigtau wachsen allerdings nicht nur auf der Geraden zwischen Bie-nenstock und Sonne. Deshalb tanzt die Nachrichtenbiene auch gleich den Win-kel dazu, den die Sammlerinnen auf ih-rem Flug von der Linie Stock – Sonne ab-weichen müssen. Eine Schwänzelgerade von 30 Grad nach links besagt somit: Man fliegt beim Stock hinaus, peilt die Sonne an und nimmt dann einen Kurs von 30 Grad links der Sonne.

All das wäre an sich schon wunder-bar. Aber es kommt noch besser: Tanzt die Nachrichtenbiene – ohne in der Zwischenzeit den Stock verlassen zu ha-ben – ihre Information nach einer Stun-de erneut, so wird der Winkel nicht mehr 30 Grad, sondern 45 Grad betra-gen. Diesen Weg in Winkelgraden legt nämlich die Sonne in einer Stunde zu-rück! Mit der ursprünglichen Informa-tion „30 Grad links der Sonne" würden später abfliegende Sammlerinnen den Sammelplatz verfehlen. Die Nachrich-tenbiene besorgt also auch die Zeitkor-rektur, sie hält ihre Informationen stän-dig auf dem aktuellsten Stand.

Karl von Frisch, der entdeckte, dass es eine Bienensprache gibt, und diese in der Folge auch noch entschlüsselte, stellte eine Vielzahl von Versuchen an, um sei-ne Erkenntnisse von den Bienen selbst überprüfen zu lassen – etwa die Genau-igkeit der Richtungsangabe. Bei den Versuchen verfehlten selbst ungeübte Anfängerbienen das angegebene Ziel in 750 Metern Entfernung höchstens um 30 Meter. Sammlerinnen, die schon mehrere Tage lang diese Tätigkeit ausüb-ten, erreichten das Ziel in den meisten Fällen direkt!

Von Blüten und Bienen

Gut informiert von der Nachrichtenbiene fliegen die Sammlerinnen zu den angegebenen Blüten (im Fall der Waldtracht sind es natürlich die Bäume; aber nehmen wir die Blüte als bildhaftes Beispiel). Sie summen von Blüte zu Blüte und lecken mit ihren langen behaarten Zungen den zuckerhaltigen dickflüssigen Nektar vom Grund der Blütenblätter auf. Durch die Speiseröhre gelangt der Nektar in den Honigmagen. Dessen Fassungsvermögen beträgt etwa 20 Milli-

gramm. Im Honigmagen wird der Nektar mit Sekreten aus dem Körper der Biene zu Honig angereichert.

Zur Deckung ihres eigenen Energiebedarfs während der Sammelarbeit verbraucht die Biene einen kleinen Teil des Honigmageninhalts selbst. Den weitaus größeren Teil liefert sie jedoch im Bienenstock ab. Schon während des Rückfluges beginnt im Honigmagen die Umwandlung der zuckerreichen Substanz zu Honig. Ist die Biene in den Stock zurückgekehrt, landet sie auf dem Rand der Wabe, würgt den Inhalt des Honigmagens aus und lässt ihn in eine leere Zelle

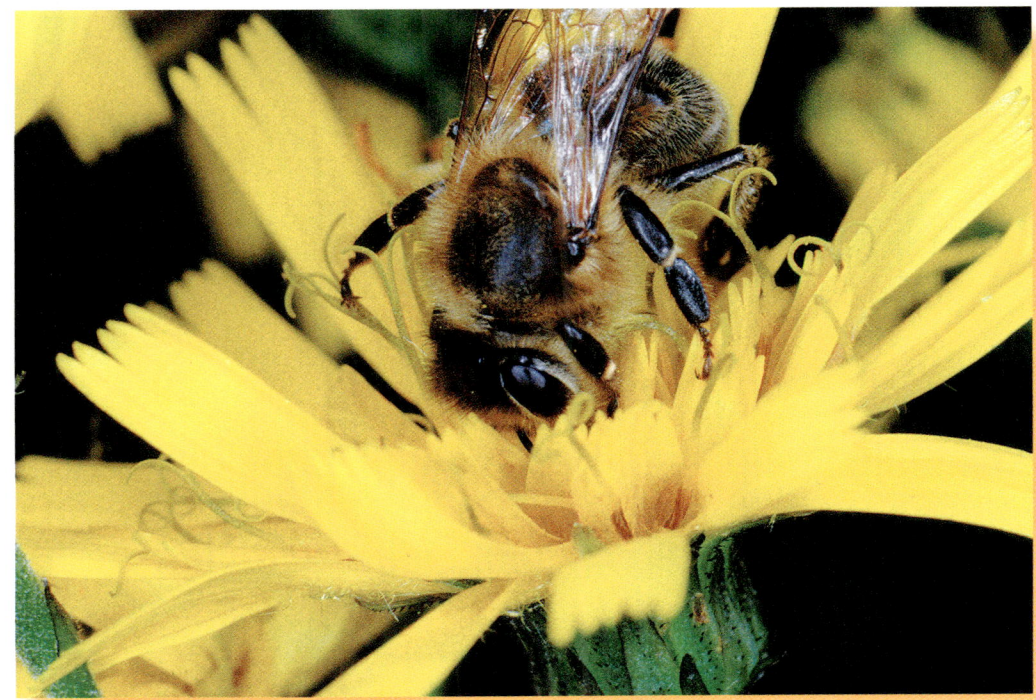

Die Biene sammelt den Nektar vom Grund des Blütenbodens

fließen. Von den Arbeitsbienen im Stock wird der Honig immer wieder umgelagert und mit körpereigenen Stoffen der Bienen angereichert. Bei diesem Umlagern verdunstet das überflüssige Wasser und der Honig wird immer dickflüssiger. Erst wenn der Honig die von den Bienen als richtig erachtete Konsistenz erreicht hat, wird die Zelle „gedeckelt", d.h. mit einem feinen Wachsdeckel abgeschlossen. In der verschlossenen Zelle kann der Honig nun nachreifen.

Auf ihren Flügen sammeln die Bienen nicht nur Nektar und Honigtau. Die Blüten bedanken sich für die Befruch-

tungshilfe der Bienen auch mit Pollen, dem Blütenstaub oder „Bienenbrot". Krabbelt die Biene des Nektars wegen in die Blüte, so bleibt der feine Blütenstaub an ihrem pelzigen Körper hängen. Bevor die Biene von der Blüte zum Weiterflug abhebt, befördert sie diese feinen Pollenkörner durch Putzbewegungen zu ihren Hinterbeinen und formt sie durch Speichelzugabe zu Klümpchen. Diese werden in die „Pollenhöschen" an den Außenseiten der Hinterbeine verpackt und so in den Stock getragen. Dort streift sie den Pollen ab, so dass er in die Zelle einer Wabe fällt. Die Arbeiterinnen

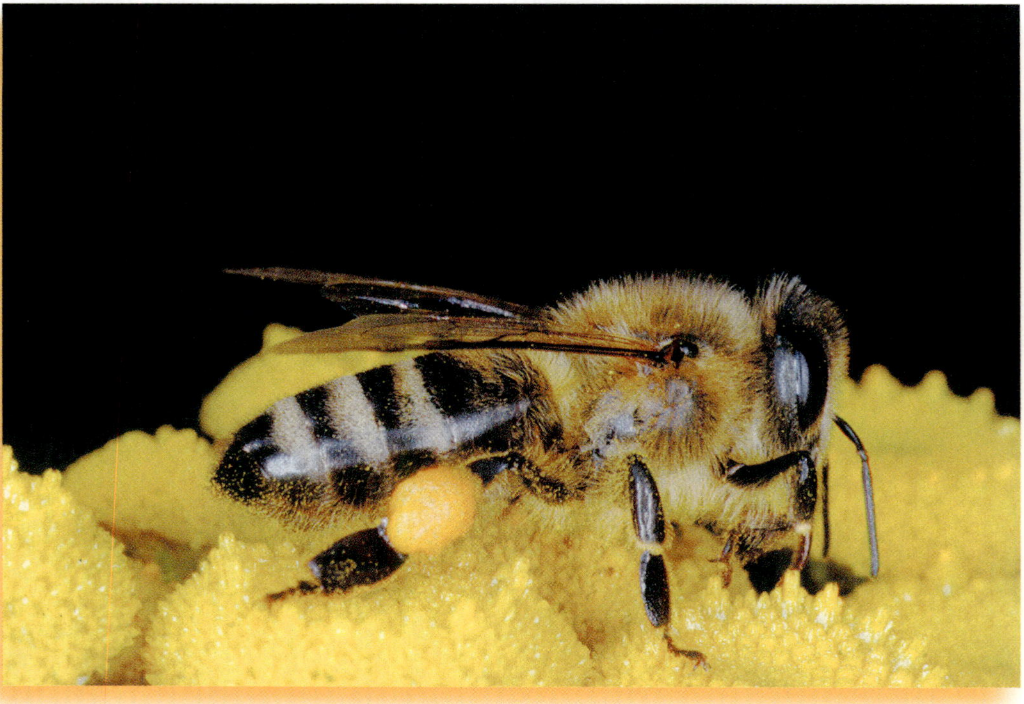

![Biene mit vollen Pollenhöschen]

Biene mit vollen Pollenhöschen

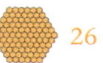

im Stock stampfen den Pollen in der Zelle fest.

Dass Bienen nicht nur Blüten besuchen, sondern auch Bäume, wurde schon erwähnt. Besonders Tannen und Fichten werden von ihnen gerne aufgesucht, um dort Honigtau zu sammeln. Das ist ein zuckerhaltiges Sekret, das von den Bienen genauso wie der Nektar der Blüten zu Honig verwandelt wird. Der Honigtau wird jedoch nicht von den Bäumen selbst produziert, sondern von Blatt- und Rindenläusen (und in geringerem Maß auch von anderen Insekten). Diese stechen mit ihren Rüsseln in das Pflanzengewebe und saugen daraus den kohlehydratreichen Pflanzensaft. Weil sie aber vorwiegend Eiweiß benötigen, scheiden sie die überflüssigen Kohlehydrate als Zucker aus. So ist der Honigtau zwar ein Produkt der Läuse, aber der Grundstoff dafür stammt vom Baum. An den Bäumen sammeln die Bienen überdies Harz, aus dem sie durch Zugabe körpereigener Stoffe das Kittharz produzieren: Propolis. Damit dichten sie Fugen im Bienenstock ab. Sie überziehen damit aber auch Fremdkörper, die in den Bienenstock gelangt sind und zu groß sind, um von den Wächterbienen hinausgeschafft zu werden.

Im Frühjahr und bei besonders warmem Wetter den Sommer über nehmen die Bienen auch Wasser auf, entweder an einer geeigneten flachen Pfütze oder im feuchten Gras. Während sie im Frühjahr das Wasser zum Auflösen des eingedick-

ten Futters benötigen, benötigen sie es bei heißem Wetter zum Kühlen des Bienenstocks. Bei trockenem Wetter macht eine Sammelbiene pro Tag etwa 40 Flüge und besucht dabei bis zu 4.000 Blüten. Und um ein einziges Kilogramm Honig zu produzieren, müssen die Arbeitsbienen insgesamt bis zu 18.000 Flüge unternehmen und etwa drei Kilogramm Nektar oder Honigtau in den Stock bringen!

Drohnenschlacht und Winterkugel

Die Bienen überwintern als Volk. Im Oktober stellt die Königin ihre Tätigkeit des fortwährenden Eierlegens ein und macht bis Februar Winterpause. Arbeitsbienen, die aus der letzten Brut hervorgehen, werden zwar wesentlich älter als die Sommerbienen – bis zu 200 Tage –, doch erwartet sie ein zwar langes, aber eher freudloses Leben. Ihre Aufgabe ist es, das Lebenslicht des Volkes auf Sparflamme durch den Winter zu bringen.

Am Ende eines Bienen-Arbeitsjahres bereiten sich die noch vollwertigen Arbeiterinnen auf das Überwintern vor. Sie fliegen noch einmal kurz ins Freie, um ihre Kotblase zu entleeren. Danach macht der Imker den Bienenstock dicht und winterfest. Zu Trauben zusammengerückt, wandern die Bienen über die Waben, deren Zellen die Nahrung für den Winter enthalten. Und wie sich in manchen Wohngegenden die Konservendosen häufen, so bedecken am Ende des Winters die wächsernen Deckel der aufgebrochenen Wabenzellen den Boden des Stocks. Der Nahrungsbedarf des Bienenvolkes ist jedoch vergleichsweise gering. Von den etwa 50 kg Honig, die ein Bienenvolk im Laufe eines Jahres verzehrt, entfallen auf die Zeit zwischen Oktober und Februar nur etwa 5 kg.

In langen Wintern müssen die überwinternden Arbeitsbienen den Kot bis zu vier Monate bei sich behalten. Erst im Frühling, beim ersten Ausflug, dem „Reinigungsflug", dürfen sie ihre Kotblase wieder entleeren. Hausfrauen, die zu dieser Zeit ihre frisch gewaschenen Leintücher in der Nähe von Bienenstöcken zum Trocknen aufhängen, können ein Lied davon singen. Jedenfalls sammelt sich in der Kotblase eine Menge an, die beinahe das Körpergewicht einer Biene erreichen kann.

Im Stock bilden die Bienen die sogenannte Winterkugel: Sie setzen sich so aufeinander, dass sich das ganze Bienenvolk zu einer lebenden Kugel zusammenpresst. Die Bienen im Inneren der Kugel halten eine Art Winterschlaf, während jene im Außenbereich durch Flügelbewegungen Wärme erzeugen. Selbst wenn draußen strenger Frost herrscht, bleibt die Temperatur im Bienenstock zwischen 15 und 18 Grad Celsius – so effektiv ist die „Heizung" durch den Flügelschlag der Bienen! Wie im Schichtbetrieb lösen schlafende und wärmende Bienen einander ab. Während die Ablöse aus dem Inneren der Kugel nach außen wandert, nehmen die Bienen von der „Wärmeschicht" an den Wabenzellen Nahrung auf und wandern sodann in das Innere der Kugel, um sich dem Schlaf hinzugeben.

Der Winter ist – wie für die meisten anderen Lebewesen – für die Bienen eine Zeit, in welcher sie sehr sorgsam mit ihren Ressourcen umgehen müssen. Nutzlose Esser können sie nicht durch den Winter füttern. Deshalb müssen die Drohnen vor dem Winter raus aus dem Stock! Sie haben keinerlei Nutzen mehr für das Volk, denn die Königin hat die Samentaschen voll. Im nächsten Frühjahr gibt es neue Drohnen, und dafür braucht die Königin nicht einmal Samen zu verschwenden: ein unbefruchtetes Ei genügt. Für die Drohnen ist also kein Platz in der warmen Winterkugel – und die Arbeiterinnen vollziehen das Gesetz des Volkes mit der ihnen eigenen Gründlichkeit. Man nennt diesen Vorgang „Drohnenschlacht" – obwohl er wenig von einer Schlacht an sich hat – und er hat so manchen Dichter zu höchst dramatischen Schilderungen inspiriert.

Die Wirklichkeit ist weit weniger dramatisch. Die Arbeitsbienen sind nicht „grausam", das können sie aufgrund der fehlenden Individualität gar nicht sein. Sie sind bloß gründlich. Natürlich verlassen die Drohnen nicht gern das Paradies, in dem sie einen Sommer lang nur den Rüssel zu heben brauchten, um Pollen und Honig zu schlürfen. Aber da sie unbewaffnet sind – Drohnen haben keinen Stachel – besteht ihre einzig mögliche Gegenwehr im passiven Widerstand. Sie geben sich unbeweglich und störrisch. Die Arbeitsbienen schaffen sie trotzdem aus dem Stock, tot oder lebendig, wie es sich eben ergibt. Nebenbei teilen auch alte Arbeitsbienen das Schicksal der Drohnen. Sie sind zu alt, um zu überwintern, also werden sie über den Rand des Flugbretts gedrängt. Der Vollständigkeit halber sei erwähnt, dass auch die zu diesem Zeitpunkt noch vorhandene Drohnenbrut eliminiert wird: Die Bienen reißen die Maden und Puppen aus ihren Zellen, saugen sie aus und befördern die Reste ins Freie.

Diese Drohnenschlacht ist keine „Nacht der langen Messer". Sie zieht sich tagelang, manchmal sogar über Wochen hin. Es ist eine gründliche Austreibung von all jenen, die für das Überleben des Volkes nicht nötig – und eher hinderlich – sind.

Der Mensch und die Biene

Bevor der Mensch sesshaft wurde und sich von Ackerbau und Viehzucht ernährte, war er auf das angewiesen, was ihm die Natur täglich anbot. Der Mensch war ständig auf der Suche nach Essbarem, und so entdeckte er bald den Honig der Bienen. Zwar war die Ernte et-

was schwierig, denn die Bienen verteidigten ihren Honigbestand. Doch wer sich notfalls mit einem Höhlenbären anlegt, um ihn zu verzehren, lässt sich auch von vielen Stichen nicht abschrecken.

Schon unsere steinzeitlichen Vorfahren wussten den Wert und sicher auch die Heilkraft des Bienenhonigs zu schätzen. Als ältestes Dokument zeugt davon eine Felszeichnung in den Cuevas de la Arana nahe Valencia in Spanien. Man sieht darauf eine weibliche Figur, die, von Bienen umschwirrt, Honigwaben aus einer Fels- oder Baumhöhlung holt. Die Unterscheidung ist deswegen schwierig, weil man die senkrechten Streifen auf der abstrakten Zeichnung sowohl als Baumstamm als auch als Strickleiter interpretieren kann. Die Felszeichnung dürfte an die 16.000 Jahre alt sein – und sie beschreibt eine Technik der Honiggewinnung, wie sie heute noch bei der Wildhonigernte in Indien, Pakistan, Korea und Teilen Südamerikas üblich ist. Wahrscheinlich haben schon unsere entlegeneren Vorfahren, die Menschen der Homo-erectus-Rasse, den Wabenhonig geschätzt. Sie mussten auch bloß den Bären zusehen, um auf den Geschmack zu kommen. Bei dem bereits zur Homo-sapiens-Rasse zählenden Cro-Magnon-Menschen sind wir nicht nur auf Vermutungen angewiesen – er hat uns seine Wertschätzung für den Bienenhonig dokumentiert, etwa mittels der oben erwähnten Felszeichnung.

Die alten Kulturvölker des Mittelmeerraumes kannten und schätzten die Biene und ihren Honig. Sie wussten bereits, dass Honig nicht nur eine süße Nahrung ist, sondern auch eine Arznei. Die Ägypter kannten die Bienenzucht bereits vor 5000 Jahren, und sie betrieben die erste bekannte Form der Wanderimkerei. Sie ließen die Bienenvölker ihre Waben in Tonröhren bauen, und mit diesen „Bienenstöcken" wanderten die Imker von einem Trachtgebiet zum nächsten. Sie wussten, dass sie auf diese Weise den Honigertrag steigern konnten.

Die Ägypter waren auch die ersten, die nicht nur den Honig ernteten, sondern auch das Kittharz, die Propolis. Sie benutzten Propolis für die Konservierung toter Könige und Priester. Wie hoch die alten Ägypter die Biene schätzten, zeigt sich in der Hieroglyphe für das Wort „König": Es ist eine stilisierte Biene! Man fand Töpfe mit Honig, luftdicht verschlossen, als Beigaben in den Grabkammern der Pharaonen. Es war eine sehr wertvolle Grabbeigabe, denn der Wert eines Topfs Honig entsprach etwa dem eines Ochsen.

Bei den Ägyptern tauchen auch die ersten medizinischen Anwendungen des Honigs auf. Der berühmte medizinische Papyrus Smith erwähnt Honig als Wundheilmittel. Man vermengte Honig mit Lehm und trug diese Paste auf die Wunde auf.

Seit man die Tafeln der Keilschrift-Bibliothek von Catal Hüyük im anatolischen Hochland lesen kann, weiß man auch, dass die Hethiter dort Bienenzucht betrieben. Die Tafeln stammen aus dem dritten bis zweiten vorchristlichen Jahrtausend. Man kennt die Sprache der Hethiter, sie gehört zur indogermanischen Sprachfamilie, aber man weiß natürlich nicht, wie die einzelnen Wörter tatsächlich ausgesprochen wurden. Auf jeden Fall stammen viele Wörter rund um die Biene von den Hethitern: „melit" für Honig, „medhu" für Met (ja, auch den kannten die Hethiter bereits!) und „bhi" für die Biene.

Bei den alten Griechen waren die Bienen und ihr Honig Demeter, der Göttin des Ackerbaus und der Feldfrucht, geweiht. Die Priesterinnen der Demeter nannte man „melissai" – die Bienen.

In der gesamten klassischen Antike sind Biene und Honig in einen kultischen Kontext einbezogen. Bedeutende Tote wurden in Honig konserviert, sogar die sonst so karg lebenden Spartaner pflegten diesen Kult.

Im antiken Griechenland wurde Honig zu einem der wichtigsten Arzneimittel. Auf der altgriechischen Medizin fußt unsere heutige, allerdings mit einem nicht unbedeutenden Unterschied: Die griechischen Ärzte waren zwar Naturwissenschaftler wie die heutigen, schlossen aber das Walten der Götter und der beseelt gedachten Natur nicht aus. Unter diesem Aspekt trägt selbst das medizinische Verständnis eines Hippokrates gewisse schamanische Züge.

Wie dem auch sei – Hippokrates (er lebte etwa von 460 bis 370 v. Chr., erreichte also das gesegnete Alter von 90 Jahren) kannte die Heilwirkungen des Honigs und wußte sie einzusetzen. Bei allen Verletzungen, Geschwüren oder eiternden Wunden verordnete er Honig, meist als Bestandteil von Zug- und Heilsalben. Hippokrates war auch der Ansicht, dass Honig das Blut eines Fiebernden kühle und verdünne. Er verabreichte in diesem Fall den Honig, mit Essig verdünnt, als Getränk.

Die Griechen dürften einen beachtlichen Verbrauch an Honig gehabt haben. Honigwasser war ein beliebtes Erfrischungsgetränk, Met wurde besonders im Zusammenhang mit kultischen

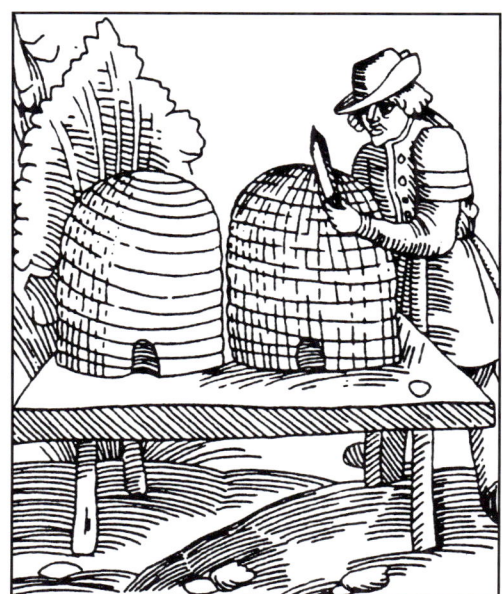

Das Honigschneiden, wie die Honigernte aus dem Strohkorb genannt wurde.

Handlungen in beträchtlichen Mengen konsumiert, Honigkuchen gab es als Preise bei den häufigen sportlichen Wettkämpfen, und eine Reihe von griechischen Göttinnen – Selene, Demeter, Artemis – gelüstete es regelmäßig nach Honigopfern.

Trotz dieser Vertrautheit mit dem Honig und trotz der überragenden Gelehrsamkeit der griechischen Naturforscher und Philosophen wussten die Griechen der Antike nicht, woher der Honig eigentlich kam. Dem großen Aristoteles war zwar bekannt, dass die Bienen den Honig sammeln. Er dachte jedoch, der Honig fiele vom Himmel auf die Blüten. Seine Ansicht unterscheidet sich nicht wesentlich von jener der germanischen Mythologie, nach welcher Honig der Tau der Weltesche Yggdrasil war.

Von den Griechen übernahmen die Römer die Kenntnis von den Bienen und ihrem süßen, heilkräftigen Produkt. Im ersten vorchristlichen Jahrhundert war Honig in den höheren Kreisen Roms vor allem als Psychopharmakon hoch im Kurs. Der aus Griechenland stammende Arzt Asklepiades verschrieb den Honig nämlich als Arznei gegen Depressionen und Melancholie.

Im Rom des ersten vorchristlichen Jahrhunderts hat die wissenschaftlich fundierte Bienenzucht ihren Ausgangspunkt. Marcus Terentius Varro (116 bis 27 v. Chr.) widmete einen beträchtlichen Teil seines Werkes *„De Rerum Rusticarum"* – Über die Landwirtschaft –

der Bienenzucht. Seither gehören Landbau und Bienenzucht zusammen.

Auch Plinius der Ältere befasst sich in seiner „Historia naturalis" mit der Biene und dem Honig. Er nennt den von den Bienen zu bestimmten Stunden gesammelten Honig „Himmelsmedizin für Augen, Geschwüre und Eingeweide", folgt dabei jedoch der irrigen Ansicht des Aristoteles, dass Honig vom Himmel falle.

Die römischen Mediziner waren von der entgiftenden Wirkung des Honigs überzeugt und verwendeten ihn häufig als Gegengift, beispielsweise bei Vergiftung durch übermäßigen Genuss von Opium. Heute weiß man, warum diese Therapie gute Wirkung zeigte: Die Leber kann ihrer Entgiftungsfunktion nur nachkommen, wenn ihr genügend Glucose zur Verfügung steht. Diese erhält sie aber aus dem Honig, denn in Honig sind etwa 32 Prozent Traubenzucker enthalten!

Die „Honig-Anwendung" griechischer und römischer Ärzte bei Augenleiden erweist sich unter dem Blickwinkel heutiger wissenschaftlicher Erkenntnisse als sinnvoll. Stoffe im Honig wirken ausgleichend auf das Augenmilieu, das im Honig in Spuren vorkommende Wasserstoffperoxid hat bakteriostatische Wirkung, und man kann annehmen, dass die „Dunkelheit der Augen", gegen welche Dioskurides Honig innerlich und äußerlich – als Auflage – empfahl, Grüner oder Grauer Star ist.

Der römische Arzt Galen (mit vollem Namen Claudius Galenus, er lebte von 131 bis 199 n. Chr. und stammte aus Kleinasien) schätzte Honig als Kräftigungsmittel, Potenzmittel und Geriatrikum. Bei Lungenleiden verordnete er Inhalationen mit siedendem Honigwasser. Und weil von Honig als Potenzmittel bereits die Rede war: Ovid erwähnt den Honig in diesem Zusammenhang in seinem Buch über die Kunst der Liebe, „Ars amandi".

Nördlich der Alpen waren Germanen und Kelten, später auch die Slawen den Bienen und dem Honig sehr zugetan. Die Germanen kannten den Honig und seine Nutzung schon vor den Römern. Schon Jahrhunderte, bevor die Römer in die Geschichte traten, brauten die Germanen ihren Met. Das belegt ein rund dreitausend Jahre altes Tongefäß mit Metspuren im Grab des Mädchens von Egtved bei Hadersleben. Die Germanen betrieben vorwiegend Waldbienenwirtschaft, und obwohl sie sich später auch mit der Bienenzucht befassten, verlor das Sammeln der Waben von Wildbienen nichts von seiner Bedeutung. Im 15. und 16. Jahrhundert erlebte diese sogenannte „Zeidlerei" eine neue Blüte, die in Mitteleuropa bis gegen Ende des 18. Jahrhunderts andauerte, in den baltischen Gebieten sogar bis zum Beginn des vorigen Jahrhunderts.

Die Arbeit der Zeidler war mühevoll und auch nicht ungefährlich. Die Wildbienen bauen ihre Nester in Felshöhlungen und hohle Bäume. So mussten die frühen Zeidler oft waghalsige Klette-reien unternehmen, um an die Honig-ernte zu kommen. Bald begannen sie die natürliche Entwicklung der Bienenvöl-ker zu unterstützen. Sie stellten den Bie-nen künstlich ausgehöhlte Baumstäm-me zur Verfügung. Diese Baumstümpfe der Zeidler hießen „Stock", und daraus wurde dann auch die heutige Bezeich-nung Bienenstock.

Wegen des hohen Werts des Honigs waren die Zeidler ein sehr angesehener Berufsstand, und ab der Mitte des 15. Jahrhunderts sogar ein Berufsstand mit eigener Gerichtsbarkeit. Diese er-laubte es dem Zeidler, jeden am näch-sten Baum aufzuknüpfen, der seine Stö-cke plünderte. Ein bedeutendes Zentrum der Zeidlerei war Nürnberg mit seiner Lebkuchenherstellung. Die Nach-frage nach Honig war entsprechend groß. Zudem gab es in der Umgebung von Nürnberg den Reichswald, der den Zeidlern und ihren Waldbienen beste Bedingungen bot.

Im Verlauf des 18. Jahrhunderts ent-wickelte sich aus der Zeidlerei, der Wild-

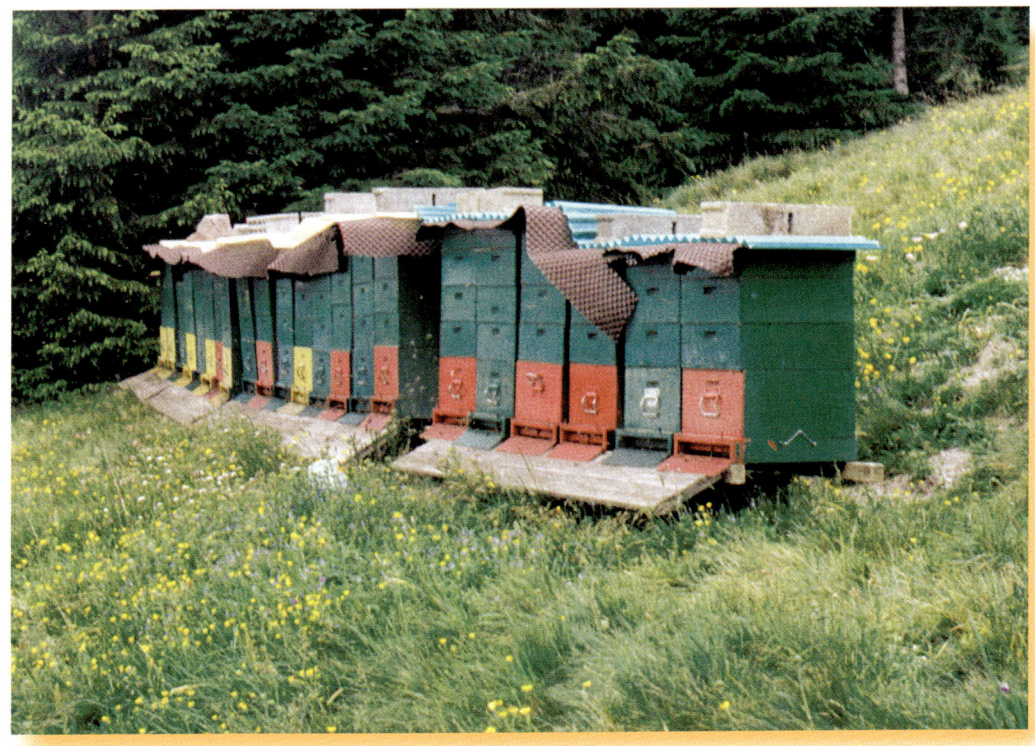

Bienen sehen Farben, mit deren Hilfe sie genau in ihren eigenen Stock zurückfinden bienenhaltung, allmählich die Imkerei, wie wir sie heute kennen und schätzen.

Die Nützlichkeit der Bienen geht über den Wert der Produkte, die sie uns über den Imker zukommen lassen, weit hinaus. Es ist keine Übertreibung: Unsere Kulturlandschaft würde ohne Bienen wohl anders aussehen! Die Blüten der Wildflora und der landwirtschaftlichen Nutzpflanzen werden nämlich überwiegend durch Bienen bestäubt. Ob Luzerne oder Apfelbaum – ein Großteil der Blütenpflanzen ist auf die Biene als „Befruchtungshelfer" angewiesen. Damit aber auch wir Menschen, denn die von den Bienen bestäubten Pflanzen stellen einen Teil unserer Nahrungsgrundlage dar.

Die Behausung, die der heutige Imker seinen Bienenvölkern baut, hat nichts mehr mit den frei in Bäumen hängenden, in hohle Bäume oder Felshöhlungen gebauten Waben zu tun. Wie sich die Behausung des Menschen von der steinzeitlichen Höhle zum schmucken Reihenhaus entwickelte, so auch jene seines „Haustieres" Biene. Die Zweckform ist bestimmend für die Kastenform heutiger Bienenstöcke. Sie sind leicht von oben zugänglich, Halbfertigwaben sind bereits so eingehängt, dass man sie leicht nach oben hin herausziehen kann.

Diese „Mittelwände" sind Wachsplatten, auf denen beidseitig die Böden und die sechseckigen Fundamente für die Wabenzellen aufgeprägt sind. Die Bienen brauchen nur noch die Zellenwände hochzuziehen. Ein – durchaus erwünschter – Nebeneffekt dieser Arbeitserleichterung für die Bienen: Weil Drohnenzellen einen größeren Grundriss haben, dieser aber in den Mittelwänden nicht vorgesehen ist, wird die Drohnenproduktion stark eingeschränkt.

Die verschiedenen Farben der Flugbretter und der Fläche darüber sind übrigens keine Verzierung der Bienenstöcke: Sie zeigen den Bienen, wo sie daheim sind – genauso wie die Hausnummern in einer Straße mit gleich aussehenden Reihenhäusern. Bienen können sehr gut Farben sehen und in ihren feinsten Nuancen unterscheiden, und sie nutzen diese Fähigkeit zur Orientierung.

Honig

Die Bienen sind sehr auf Qualität bedacht. Deshalb wählen sie die Grundstoffe für ihren Honig mit großer Sorgfalt aus. Honig entsteht durch die Vermengung der Rohstoffe Nektar oder Honigtau mit körpereigenen Stoffen der Honigbiene.

Der Nektar, der Göttertrank der griechischen Sage, ist jenes wässrige, zuckerhaltige Sekret, das die Nektarien der Pflanzen ausscheiden. Nektarien befinden sich meist im Blütenbereich der Pflanze, man spricht dann von „floralen Nektarien", oft aber auch an anderen Pflanzenteilen wie im Bereich der Blätter oder am Stamm. Letztere nennt man „extraflorale Nektarien". Der Zweck der Nektarien ist – unabhängig davon, wo an der Pflanze sie sich befinden – einzig und allein, mit ihrer süßen Absonderung die blütenbesuchenden Insekten anzulocken, damit sie die Pflanze durch Pollenübertragung bestäuben.

Die Zusammensetzung des Nektars hängt nicht nur von der Pflanzenart ab. Von Bedeutung sind die Boden- und Nährstoffverhältnisse des Pflanzenstandortes, aber auch Größe und Stadium der Blüte, Temperatur, Feuchtigkeit und Dauer der Sonneneinstrahlung. Wird eine Pflanze häufig von Bienen besucht und der Nektar abgenommen, so sondern ihre Nektarien vermehrt Nektar ab. Die Bienen können somit durch fleißiges Sammeln an denselben Blüten die Nektarausbeute steigern.

Nektar besteht vor allem aus verschiedenen Zuckerarten, dazu organischen Säuren, Stickstoffverbindungen, Mineralstoffen und Vitaminen. Je nach Pflanzenart finden sich unterschiedliche Farb- und Aromastoffe, die den Geschmack und Geruch des Honigs bestimmen.

Verarbeiten die Bienen Nektar zu Honig, so erhalten wir Blütenhonig. Sammeln sie dagegen Honigtau, bekommen wir Waldhonig.

Honigtau wird als beinahe farbloser, klebrig-süßer Saft auf Pflanzen sichtbar. Bestimmte Insekten wie Blattläuse, Baumläuse, Schildläuse oder Schnabelkerfen stechen mit ihren Saugrüsseln in die saftführenden Pflanzengewebe und saugen den kohlehydratreichen Pflanzensaft aus. Vor der Verdauung wird der Saft zerlegt. Den Insekten geht es vor allem um Eiweiß. Davon ist aber sehr we-

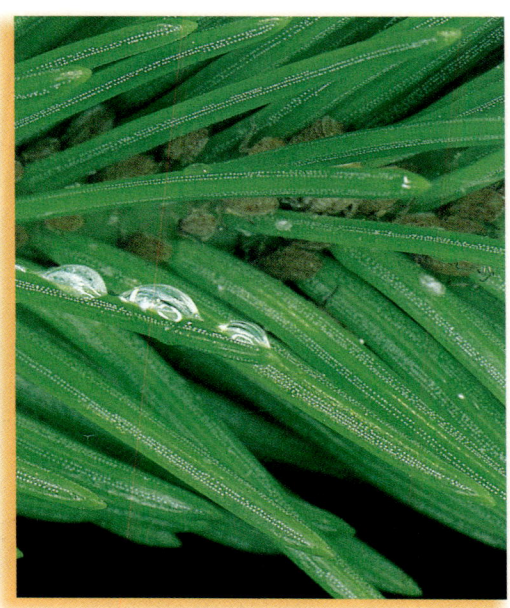

Läuse und Honigtautropfen auf einem Fichtenzweig

Honig aus biochemischer Sicht

Die Biene sammelt den Nektar oder Honigtau in ihrem Honigmagen und vermengt ihn mit Speichel. Weil die Biene seit jeher ein beliebtes Forschungsobjekt war und heute zu den besterforschten Insekten gehört, wissen wir, dass eine Honigbiene fast so viel an Nektar oder Honigtau transportieren kann, wie ihr eigenes Körpergewicht ausmacht.

Zurück im Stock würgt die Biene den Honig aus. Stockbienen übernehmen ihn, versetzen ihn, wie schon erwähnt, mit ihren Fermenten und Enzymen und lagern ihn in den Waben. Die Fermente der Bienen bewirken eine Art „Vorverdauung" des Honigs. Vor allem wird die Saccharose des Nektars durch die Bienen-Enzyme in Frucht- und Traubenzucker gespalten. Diese Zuckerarten sind für den menschlichen Organismus ohne (weitere) Verdauung direkt nutzbar.

Durch mehrmaliges Umlagern in den Waben verliert der Honig Wasser, und zwar in beträchtlichem Maß. Der Wasseranteil des Nektars liegt bei etwa 80 %, jener des reinen Honigs nur noch bei 18 bis 20 %. So gesehen ist Honig eingedickter und fermentierter Nektar. Je nach der Tracht, von der er stammt, hat Honig einen Zuckeranteil von 70 bis 80 %. Dieser Zuckeranteil besteht überwiegend aus Fruchtzucker (Fructose) und Traubenzucker (Glucose). Man

nig im Pflanzensaft vorhanden, weshalb sie sehr große Mengen davon aufsaugen und die Zuckerbestandteile unverdaut wieder ausscheiden. Sie bilden den Honigtau. Neben verschiedenen Zuckerarten enthält der Honigtau noch Stickstoffverbindungen, organische Säuren und Fermente der Pflanze. Die Zusammensetzung ist zu einem Teil auch von der Art der pflanzensaugenden Insekten abhängig.

Für die Bäume ist es von Vorteil, wenn Bienen und andere Insekten den Honigtau abtransportieren. Verbleibt er am Baum, bietet er Rußtaupilzen und Grauschimmelpilzen einen idealen Nährboden.

nennt diese Zuckerarten auch Einfachzucker, der Bauform ihrer Moleküle wegen. Honig enthält in geringen Anteilen auch unzerlegte Mehrfachzucker (Rohr- und Malzzucker). Die Zusammensetzung von reifem, naturbelassenem, geschleudertem Waldhonig sieht etwa so aus (geringfügige Unterschiede werden durch die unterschiedlichen Trachtpflanzen bewirkt):

31,7 % Traubenzucker, 38,0 % Fruchtzucker, 8,6 % Mehrfachzucker, 3,4 % Beistoffe (Säuren, Fermente, Vitamine usw.), 18,3 % Wasser.

Von geringem Gewichtsanteil, aber höchster Bedeutung für unsere Gesundheit sind die „Beistoffe". Da wären zuerst einmal die Fermente Invertase, Diastase (baut Stärke zu Dextrin und Dextrin zu Maltose ab), Katalase, Amylase, Phosphatase und das wichtige Enzym Glucoseoxidase, welches unter Mitwirkung von Luftsauerstoff Traubenzucker in Gluconsäure und Wasserstoffperoxid überführt. Dabei wird Sauerstoff in einer sehr reaktiven Form frei, und dieser ist ein hervorragender Keimtöter und Haltbarmacher.

Der Honig ist reich an Mineralstoffen: Eisen, Kupfer, Phosphor, Schwefel, Kalium, Natrium, Mangan, Kalzium, Silizium, Magnesium, Chlor und Zink. Ihr Anteil kann bei manchen Honigsorten bis zu 3 % der Honigmasse ausmachen, ist jedoch stark von der Art der Trachtpflanzen abhängig. So enthalten beispielsweise 100 g Blütenhonig 2 – 8 mg

Kalzium, Waldhonig dagegen nur 0,5 – 1,3 mg. Bei Kalium beträgt der Anteil in 100 g Blütenhonig 30 – 50 mg , in Waldhonig wesentlich mehr, etwa 50 – 70 mg. Im Allgemeinen sind Waldhonige reicher an Mineralstoffen, die auch für die dunklere Farbe der Waldhonige verantwortlich gemacht werden.

Die im Honig enthaltenen Hormone wirken harmonisierend auf das menschliche Nervensystem. Die natürlichen antibiotischen Wirkstoffe im Honig fasst man unter dem Sammelbegriff Inhibine zusammen. Sie wirken ähnlich wie Antibiotika. Weil sie sehr hitzeempfindlich sind, darf man Honig niemals über 40 °C erwärmen. Sicherer ist noch, unter dieser Höchsttemperatur zu bleiben. Wer etwa – als Mittel gegen Erkältung – Honig in heißer Milch auflöst, zerstört damit gerade jene Wirkstoffe, welche die Bakterien bekämpfen können. Honigmilch ist ein vorzügliches Erkältungsmittel, aber nur, wenn man den Honig in handwarmer Milch auflöst!

An organischen Säuren kommen im Honig Apfelsäure, Bernsteinsäure, Zitronensäure, Milchsäure, Buttersäure, Essigsäure, Ameisensäure und Gluconsäure, an anorganischen Säuren Phosphorsäure und Salzsäure vor. An Vitaminen finden wir im Honig B_1, B_2, B_6, H, Panthothensäure, Nikotinsäure, Folsäure und sehr wenig Vitamin C. Als Vitaminspender hat der Honig kaum Bedeutung. Das gilt auch für die Aminosäuren. Beinahe alle sind im Honig zu finden, aber nur in sehr geringen Mengen. Vitamine und Aminosäuren sind dagegen in Pollen in großen Mengen vorhanden. Unter günstigen Umständen ist natürlicher Honig reich an Pollen, so dass dieser Mangel bis zu einem gewissen Grad ausgeglichen wird. Und selbstverständlich kann man zusätzlich Pollen in den Honig mengen.

Was man sonst noch im Honig an wertvollen Bestandteilen findet, macht anteilsmäßig nur sehr wenig aus, hat jedoch Einfluss auf den Geschmack des Honigs und regt die Verdauung an: Aromastoffe wie Alkohole, Aldehyde, Ketone und ätherische Öle, vor allem Menthol, Pinen, Phellandren und Thymol. Das sind nur die wichtigsten, denn bei Untersuchungen mit dem Gas-Chromatografen konnten etwa 50 verschiedene Aromasubstanzen im Honig nachgewiesen werden, je nach Herkunft des Honigs in verschiedener Menge und Zusammensetzung. Es sind natürliche Aromastoffe, von Pflanzen und Bienen in den Honig eingebracht. Was für sich allein schon den Wert des Honigs als Nahrungsmittel zeigt: Wo sonst finden wir in der heutigen Zeit der künstlichen und „naturidenten" Aromen noch ein Lebensmittel mit einer solchen Fülle an natürlichen Aromen?

Von Bedeutung ist auch der Wassergehalt des Honigs, man kann daran den Reifegrad erkennen. Im Verlauf der Reifung in den Waben verliert der Honig durch Umtragen, Fächeln und andere Einwirkungen der Bienen etwa drei Viertel seines Wassergehalts. Kauft man in Österreich oder Deutschland Honig im Glas des Imkerverbandes, so kann man sicher sein, dass der Wassergehalt des Honigs maximal 18,5 % beträgt. Das ist deshalb wichtig, weil ein höherer Wassergehalt die Haltbarkeit des Honigs beeinträchtigt. Honig mit einem zu hohen Wassergehalt kann zu gären beginnen. An sich kann man gar nicht von „Honig" sprechen, man müsste immer die Mehrzahl verwenden und „Honige" sagen. Denn jeder Honig hat seinen ganz eigenen Geschmack und seine charakteristischen Leitpollen. Diese im Honig vorkommenden Pollen ermöglichen es einem Fachmann, genau zu bestimmen, woher der Honig stammt.

Honig ist nicht gleich Honig

Der eine Honig ist heller, der andere dunkler – schon an der Farbe erkennt man Unterschiede zwischen verschiedenen Honigen. Untersucht man die Honigarten, zeigen sich weitere Unterschiede. Sie betreffen den Zucker- und Mineralstoffgehalt sowie die Anteile der Beistoffe. Es sind viele Faktoren, die sich auf die Beschaffenheit und Zusammensetzung des Honigs auswirken können.

Neben dem wichtigsten Faktor, der Art der Trachtpflanzen, kommt den Bodenverhältnissen, Witterungsbedingungen und der Arbeitsweise des Imkers bei der Honigernte Bedeutung zu. Man unterscheidet Honig bezüglich der Art der Gewinnung in Wabenhonig, Schleuderhonig, Tropfhonig und Presshonig. Der Wabenhonig befindet sich noch in der von den Bienen gebauten Wabe. Er hat den höchsten Grad an Naturbelassenheit, kommt portionsweise geschnitten in den Handel und gilt als Spezialität. Der Schleuderhonig wird mit einer Honigschleuder, einer speziellen Zentrifuge, gewonnen. Er wird nicht erwärmt, alle Enzyme bleiben erhalten. Schleuderhonig ist der Qualitätshonig, den der Imker anbietet. In der heutigen europäischen Imkerei mit ihren hohen Qualitätsansprüchen wird fast ausschließlich Schleuderhonig gewonnen.

Kaum noch üblich ist der Tropfhonig. Hier werden die Waben entdeckelt und ausgetropft. Vor allem in den USA wird Honig auch als Presshonig gewonnen. Dieser hat einen höheren Wassergehalt (durchwegs höher als 18,5 %, womit er den gesetzlichen Vorgaben in Deutschland und Österreich nicht entspricht) und ist weniger haltbar. Honig von guter Qualität hat ein gleichmäßiges Aussehen, keinen Fremdgeruch, ist zähflüssig oder fest. Im festen Zustand ist er gleichmäßig fein kristallisiert. Kristallisierten Honig kann man auf einfache Weise wieder verflüssigen: Man stellt das Honigglas in ein Wasserbad mit etwa 35 bis 40 Grad Celsius – keinesfalls wärmer, weil dann die Qualität des Honigs beeinträchtigt wird. Honig sollte immer mäßig kühl und dunkel aufbewahrt werden.

Einwirkungen von Tageslicht oder gar direkte Sonnenbestrahlung vernichten im Lauf der Zeit die wertvollen Inhaltsstoffe. Man sollte nicht vergessen: Honig ist nicht bloß ein aromatisches, natürliches Süßungsmittel, sondern auch eine natürliche Arznei, die viel zur Erhaltung unserer Gesundheit beiträgt. Hippokrates sagte einst: *„Eure Nahrung sei die Medizin"*, und es gibt wohl wenige Nahrungsmittel, die dieser Forderung so weitgehend entsprechen wie der Honig.

Honigsorten und ihre Wirkungen

Wird Honig mit einer Sortenbezeichnung angeboten, dann muss er zum überwiegenden Teil aus der genannten Pflanze oder Blüte entstammen und bestimmte sortentypische Eigenschaften aufweisen. Neben der grundsätzlichen Unterscheidung in Blütenhonig (aus dem Nektar von Blüten) und Waldhonig (aus Honigtau) gibt es eine Vielzahl von Spezialhonigen.

Ob ein Honig Spezialhonig ist, wird durch den Pollengehalt bestimmt: Der

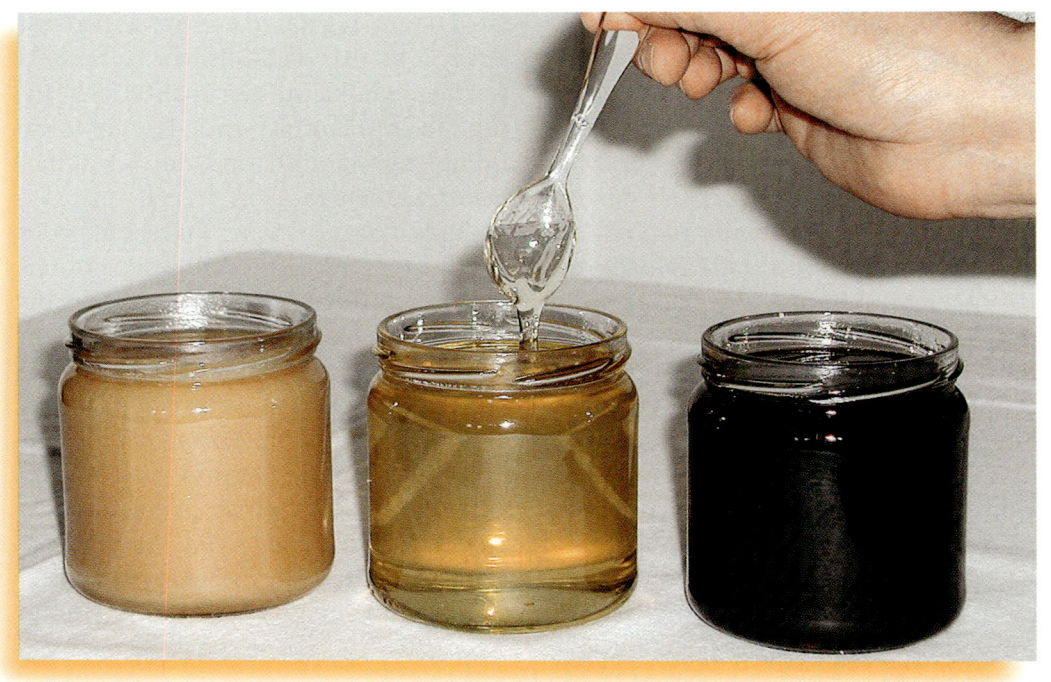

Es gibt viele Arten von Honig. Sie unterscheiden sich auch in der Färbung nach der Trachtpflanze, an der die Bienen den Nektar oder Honigtau gesammelt haben.

Pollen der angegebenen Trachtpflanze muss eindeutig als Leitpollen feststehen, also den deutlich überwiegenden Teil des Gesamtpollengehalts ausmachen. Neben dem typischen Geschmack haben Spezialhonige auch spezielle Eigenschaften in Bezug auf die gesundheitliche Wirkung.

Akazienhonig ist in Deutschland, Österreich und der Schweiz weit verbreitet, beliebt und begehrt. Er hat ein unaufdringliches Aroma, einen milden Geschmack und eine helle, klare Farbe. Genau genommen, sollte er Robinien-

honig heißen, da die als „Akazie" bezeichnete Trachtpflanze die *Robinia pseudoacacia* ist. Wie die Blüten der Pflanze enthält auch der Honig das ätherische Öl Akazin. Und wie der Tee aus den Blüten wirkt auch der Honig gegen Husten und Erkältung. Zudem wird der Akazienhonig zur Blutreinigung und bei Verdauungsbeschwerden infolge Übersäuerung des Magens empfohlen.

Kleehonig ist sehr hell, fast milchigweiß. Er enthält beträchtliche Mengen Flavone, Flavonoide, Terpene, Phenole und Cumarine. Er ist ein ideales Hausmittel bei Harnverhaltung. Zudem wirkt er schleim- und krampflösend. In manchen Gebieten mit ausgeprägten Klee-Monokulturen können die Bienen einen ganz besonderen Kleehonig bereiten, in Frankreich beispielsweise aus dem Süßklee *(Hedysarum obscurum),* französisch „sainfoin". Der „Miel de sainfoin" ist eine hochgeschätzte Spezialität mit einem hervorragenden Aroma.

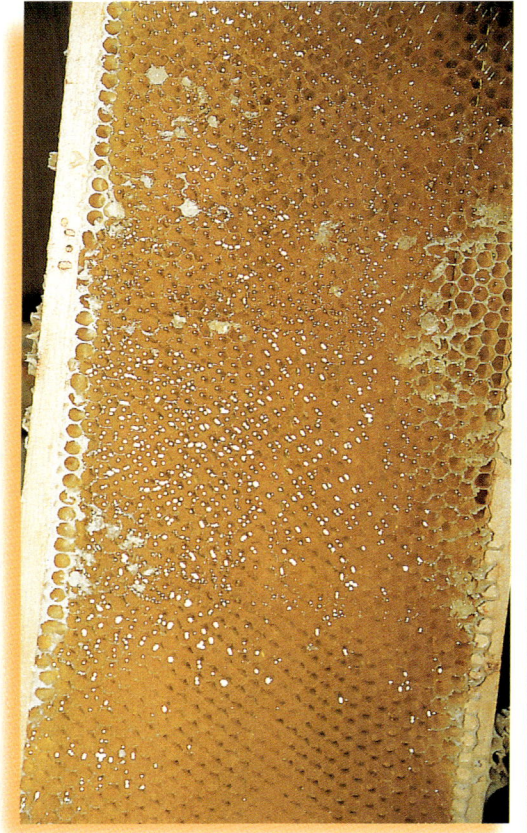

Weißdornhonig ist selten, aber besonders für Menschen mit Herzproblemen ein wahres Geschenk des Himmels. Wie seine Trachtpflanze, der Weißdorn *(Crataegus oxyacantha),* ist er ein mild wirkendes Herzmittel – und zwar entfalten die Inhaltsstoffe schon bei der Aufnahme über die Mundschleimhäute ihre Wirkung! Bei regelmäßiger Einnahme über Monate und Jahre hinweg beweist der Weißdornhonig seine Heilkraft bei Angina pectoris, Kreislaufproblemen, zu hohem und zu niedrigem Blutdruck und Herzschwäche nach Infektionen und Herzinfarkt. Selbstverständlich kann der Honig nicht den Arzt ersetzen, aber Weißdornhonig verträgt sich auch mit einer medizinischen Herzbehandlung, auch mit Digitalis und Strophantin, und unterstützt die Wirkung dieser Therapie. Man kann ein Naturheilmittel wie den Weißdornhonig zwar nicht überdosieren, sollte aber trotzdem Mäßigkeit walten lassen: Morgens und abends einen Teelöffel voll, aber das regelmäßig!

Heidekrauthonig hat einen eigenartigen, fast bitteren Geschmack. Wie seine Trachtpflanze Heidekraut *(Calluna vulgaris)* zeigt er gute Wirkung bei Nieren-, Blasen- und Prostatabeschwerden. Bei altersbedingtem Prostataleiden ist Heidekrauthonig, zusätzlich vermischt mit Blütenpollen, ein Hausmittel mit auch von der Schulmedizin bestätigter Heilkraft. Bei Blasenentzündung kann man

Heidekrauthonig auch äußerlich in Form von Umschlägen anwenden.

Kastanienhonig ähnelt in Farbe, Konsistenz und Geschmack dem Akazienhonig. Er wirkt blutreinigend, vermindert die Neigung zu Thrombosen und Krampfadern und wird bei Anämie (Blutarmut) genauso empfohlen wie gegen Magersucht und Appetitlosigkeit.

Thymianhonig ist ein Produkt mediterraner Gebiete, für das schon Aristoteles (384 bis 322 v. Chr.) schwärmte. Tatsächlich spürt man in diesem Honig die Kraft der südlichen Sonne. Der Gehalt an Wirkstoffen und damit seine Heilkraft hängt davon ab, wieviel Sonne die Pflanze vor dem Besuch der Bienen schon genossen hat. Thymianhonig wirkt in besonderem Maß antiseptisch bei Infektionen des Magen-Darm-Traktes, hilft gegen Blähungen und Sodbrennen und gilt als vorzügliches Wurmmittel.

Pfefferminzhonig können die Bienen nur in der Umgebung ausgedehnter Minzenkulturen produzieren. Er ist dementsprechend selten und begehrt, weil er besonders reich an ätherischen Ölen wie Pinen, Phellandren, Limonen, Cadinen ist und beachtliche Mengen an Thymol, Amylalkohol und Aldehyden enthält. Pfefferminzhonig ist ein Tonikum bei Gastritis und vegetativen Störungen, löst Blähungen, fördert den Gallenfluss und die Urinausscheidung und wirkt schmerzstillend.

Melissenhonig ist nicht ganz so selten wie Pfefferminzhonig und hat ein einzigartiges Aroma. Es wird durch den hohen Gehalt an den ätherischen Ölen Zitronellol und Geraniol bewirkt. Melissenhonig wirkt krampflösend und nervenberuhigend.

Lavendelhonig ist das Produkt der Provence. Nirgendwo sonst finden die Bienen kilometerlange Lavendelfelder. Lavendelhonig ist von heller Farbe und schmeckt leicht bitter. Er wirkt antiseptisch und fördert, äußerlich angewendet, die Wundheilung. Deshalb haben die Bauern der Provence stets ein Glas Lavendelhonig in Reichweite. Bei Insektenstichen, Schürfwunden und sogar bei Hundebissen ist Lavendelhonig das übliche Erste-Hilfe-Mittel. Überdies hilft er bei Bronchial- und Lungenbeschwerden, Nierenbeschwerden und Schlaflosigkeit.

Lindenhonig ist hellgelb und enthält seinen intensiven typischen Geruch von dem hohen Gehalt an Farnesol und Terpenen. Beim Lindenhonig ist das Prinzip der Potenzierung der Heilkraft der Pflanze im Honig besonders gut nachvollziehbar: Er wirkt wie Tee aus Lindenblüten. Und wer bei fiebrigen Erkrankungen, Nervosität oder Schlaflosigkeit die geballte Heilkraft der Lindenblüten nutzen will, löst einen Teelöffel Lindenblütenhonig in einer Tasse handwarmem Lindenblütentee auf.

Der französische Heilkräuterpapst Maurice Mességué empfiehlt zusätzlich ein Lindenblüten-Vollbad kurz vor dem Schlafengehen. Bei Reizhusten sind auch Umschläge mit Lindenblütenhonig auf der Brust hilfreich.

Orangenhonig kommt meist aus Spanien, Israel oder Nordafrika. Er verdient deshalb Erwähnung, weil er sich bei manchen Arten von Migräne als überraschend wirkungsvolles Heilmittel erwiesen hat. Wer zu Migräne-Anfällen neigt, kann diesen durch die regelmäßige tägliche Einnahme von zwei Esslöffeln Orangenhonig vorbeugen oder zumindest deren Heftigkeit deutlich mildern.

Blütenmischhonige sind weit verbreitet und werden meist nach einer größeren Trachtpflanzenfamilie benannt. So gibt es beispielsweise Wildblütenhonig oder Obstblütenhonig. Neben den allgemeinen Vorzügen des Honigs bieten sie auch die Möglichkeit, mit ihrer Hilfe Pollenallergien deutlich zu mildern und oft auch ganz zu heilen. Dafür ist aber notwendig, dass der Blütenmischhonig aus der unmittelbaren Umgebung des Allergikers stammt, also aus einem Umkreis von etwa 10 Kilometern. Die in geringen Mengen im Honig enthaltenen Pollen regen aufgrund ihrer Potenzierung im Honig die körpereigenen Ab-

wehrkräfte an, statt sie, wie es die konzentrierten Pollen tun, zu überwältigen.

Eine „Desensibilisierung" mit Blütenmischhonig kann so aussehen, dass man im zeitigen Frühjahr mit täglich einem Teelöffel Honig beginnt und die Menge langsam auf mehrere Teelöffel steigert. So kann sich das Immunsystem langsam auf die Abwehr der allergenen Substanzen einstellen und sich allmählich an immer größere Mengen davon gewöhnen. Es sei aber nochmals gesagt:

Der Blütenmischhonig muss aus der unmittelbaren Umgebung des Allergikers stammen, nur dann sind die Pollen im Honig tatsächlich mit jenen identisch, die dann zur Blütezeit dem Immunsystem zusetzen.

Honig als Heilmittel

Zumindest seit der Antike ist bekannt, dass Honig bei Schwächezuständen rasche Kräftigung bringt und bei verschiedenen Leiden mildernd, wenn nicht gar heilend, wirkt. Dieses Wissen wurde über die Generationen hinweg weitergegeben.

In den letzten beiden Jahrhunderten verlor das Heilmittel Honig an Bedeutung und konnte seinen Platz nur noch in der Volksmedizin halten. Immer wirksamere Medikamente der Schulmedizin verdrängten Naturheilmethoden und Naturheilmittel. Es ist klar, ohne diese

Medikamente käme die heutige Medizin nicht aus. Manch schwere Erkrankungen wären ohne sie nicht behandelbar. Bedenklich ist allerdings der übermäßige Konsum von Medikamenten. Oft wird durch Nebenwirkungen mehr Schaden angerichtet als durch die gewünschte Wirkung geheilt. Deshalb gewinnen Naturheilmittel wieder zunehmend an Bedeutung. Das kommt auch dem Honig zugute. Heute beschäftigen sich Wissenschaftler und Ärzte mit dem Heilpotential des Honigs, und so wird vieles von dem, was früher „nur" Erfahrungswissen war, durch wissenschaftliche Erkenntnisse bestätigt.

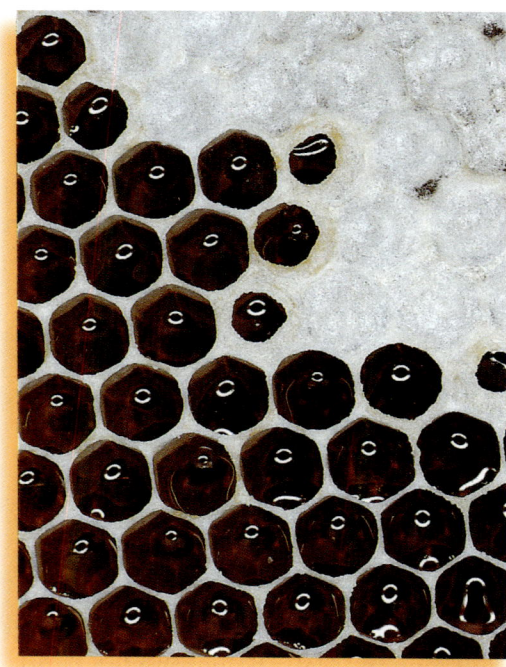

Nur reifer Honig wird von den Bienen verdeckelt

Honig ist sicher kein Wundermittel und kann vom Arzt verordnete Medikamente nicht ersetzen. Er unterstützt jedoch die Heilprozesse. Zudem wirkt er allgemein kräftigend und, vom Gesunden regelmäßig genossen, vorbeugend. Es ist immer sinnvoller, die Gesundheit zu erhalten als sie wiedererlangen zu müssen: *„Vorbeugen ist besser als heilen"*, wie ein Sprichwort sagt.

Große Bedeutung als Vorbeuge- wie als natürliches Heilmittel hat der Honig allein schon wegen der bakterienfeindlichen Wirkung seiner Inhibine. Diese Wirkstoffkombinationen hemmen die Vermehrung von Bakterien, meistens töten sie diese sogar. Auf dieser Wirkung beruht beispielsweise die Verwendung von Honigauflagen bei Wunden – der Honig verhindert Wundbrand durch Bakterien – oder bei Halsentzündungen.

Honig enthält Enzyme, die auch in den menschlichen Verdauungssäften enthalten sind. Honig braucht nicht verdaut zu werden, bevor er vom Körper verwertet wird – die Frucht- und Traubenzucker des Honigs stehen dem Organismus sofort als Energielieferanten zur Verfügung. Er ist deshalb die ideale Zusatznahrung für Hochleistungssportler, aber auch für Kinder, ältere Menschen, solche in der Genesungsphase nach schweren Krankheiten sowie werdende und stillende Mütter. Bei einem Vergleich von reinem Traubenzucker und Honig schneidet der Honig als schneller Energielieferant immer besser ab. Honig ist eben mehr als bloß Traubenzucker: Glukose, also Traubenzucker, kann zwar ohne Verdauung direkt vom Blut aufgenommen werden. Allerdings nur in Gegenwart von Phosphorverbindungen. Honig enthält diese Phosphate, er stellt sie gemeinsam mit dem Traubenzucker zur Verfügung. Bei der Einnahme von chemisch aufbereitetem Traubenzucker ist das natürlich nicht der Fall.

Fermente und Enzyme sind weitere Inhaltsstoffe, die den Honig über ein bloßes Mittel zur Energiebereitstellung hinausheben. Die Fermente stammen größtenteils aus den Drüsen der Bienen und können unsere körpereigene Enzymproduktion anregen oder ergänzen. So trägt etwa die im Honig enthaltene Invertase zur Umsetzung von Mehrfachzuckern in Einfachzucker bei. Ohne dieses Enzym könnten Rohr- oder Rübenzucker nicht in eine für den menschlichen Organismus verwertbare Form gebracht werden.

Enzyme sind an den Reaktionen in einzelnen Zellen als eine Art „Biokatalysatoren" beteiligt. Erst in ihrer Anwesenheit laufen die jeweiligen Prozesse ab. Chemisch gesehen sind sie hochmolekulare Eiweißkörper, die bei der Erfüllung ihrer Aufgabe meist auf Spuren von Metallen angewiesen sind, etwa auf Chrom. Honig hat einen verhältnismäßig hohen Chromgehalt und bringt damit einen weiteren wichtigen Stoff für die Verwertung der von ihm gelieferten Energie gleich selbst mit. Chrom sorgt nämlich dafür, dass das vom Organismus gebildete Insulin seine Wirkung in den einzelnen Zellen tatsächlich entfalten kann.

Honig für schwache Herzen

Der Mediziner Professor Dr. Eberhard Koch vom Herzforschungsinstitut in Bad Nauheim konnte in langen Versuchsreihen die Herzwirksamkeit des Honigs nachweisen. Von ihm stammt die folgende Aussage:

„Müsste ich ein Rezept für die Herzstärkung zusammenstellen, dann würde ich dem Apotheker 75 Prozent Trauben- und Fruchtzucker, Phosphor, Kalzium, Eisen und Fermente vorschreiben. Genau das ist aber die natürliche Zusammensetzung des reinen Bienenhonigs!"

Prof. Koch wies im Honig den Wirkstoff Acethylcholin nach. Das ist ein lebenswichtiger Neurotransmitter. Er wird im Zytoplasma der Nervenenden gebildet und in Bläschen gespeichert. Sollen die Nervenenden einen Reiz weiterleiten, dann wird dieser Überträgerstoff freigesetzt. Acethylcholin spielt auch für die Leistungsfähigkeit des Herzens eine bedeutende Rolle. Es verhindert, dass die Herzmuskelzellen vorzeitig Kalium verlieren und mindert den Blutdruck und die Pulsfrequenz. Auch wenn man keine Herzbeschwerden hat, wirken zwei Teelöffel Honig pro Tag als Herznahrung. Besonders für Menschen über 50 ist diese Prophylaxe sinnvoll.

In der Naturheilkunde ist Honig als Heilmittel bei Herzerkrankungen anerkannt. Man verordnet ihn bei koronaren Durchblutungsstörungen, Herzrhythmusstörungen, Entzündungen des Herzmuskels, Bluthochdruck und unterstützend zur Digitalisbehandlung.

Honig für empfindlichen Magen und Darm

Im Magen wirkt Honig in erster Linie stabilisierend auf die Säureproduktion. Er wirkt deshalb besonders gut bei Magenübersäuerung infolge nervöser Reizzustände. Schon zwei Esslöffel Honig pro Tag – einer morgens, einer abends – bewirken im Allgemeinen eine deutliche Besserung der Beschwerden. In klinischen Versuchen wurde festgestellt, dass kleine Honigmengen oft die Magensäureproduktion anregen, also die gegenteilige Wirkung erzeugen und zu Sodbrennen führen. Der Effekt kehrt sich jedoch um und das Sodbrennen hört sofort auf, wenn man noch etwas mehr Honig zu sich nimmt.

Die Säuren, ätherischen Öle und Bitterstoffe im Honig bewirken eine erhöh-te Blutzufuhr in den Verdauungstrakt und regen die Verdauungsdrüsen zu verstärkter Sekretion an. Das fördert die Verdauung. Bemerkenswert ist in diesem Zusammenhang, dass die wertvollen Bienenfermente durch die Verdauung nicht zerstört werden!

Die Zuckerkonzentration, der Säure- und der Kaliumgehalt des Honigs regen die Darmperistaltik an. Bei Darmträgheit sorgen vor allem die Anthracenglycoside des Honigs für ein baldiges Verschwinden des Übels. Eine Zuckerart im Honig, die Laevulose, macht den Honig zu einem milden Abführmittel. Diese Zuckerart wird nämlich sehr langsam absorbiert und gelangt unverdaut bis in den Dickdarm. Wer unter Stuhlproblemen leidet, kann diesen durch einen Esslöffel Honig, abends vor dem Schlafengehen, abhelfen. Die beste Wirkung zeigt sich, wenn man den Honig auf Apfelscheiben streicht.

Apfelscheiben mit Honig sind auch ein empfehlenswertes Mittel für ältere Menschen, die häufig unter Blähungen und Verdauungsstörungen leiden. Verringert man außerdem den Konsum von Industriezucker, klingen die Beschwerden meist rasch ab.

In seltenen Fällen kann es vorkommen, dass unverdünnt genossener Honig zu konzentriert ist und die Magenwände reizt. In solch einem Fall muss man nicht auf den Segen des Honigs verzichten, man muss ihn nur in einer Flüssigkeit – Wasser oder Kräutertee, aber immer handwarm – auflösen. In dieser verdünnten Form getrunken, ist reiner, naturbelassener Honig auch für einen sehr empfindlichen Magen gut verträglich.

Honig für Blut, Leber und Nieren

Die Leber hat eine wichtige Funktion bei der Entgiftung des Körpers. Zusatzstoffe in Nahrungsmitteln, Alkohol, Nikotin – alle Gifte im Blut soll die Leber eliminieren. Gerade bei unserer heutigen Lebensweise hat sie da eine Menge zu tun. Sie kann das aber nur, wenn ihr genug Glykogen zur Verfügung steht. Honig mit seinem hohen Gehalt an sofort verfügbarer Glycose fördert die Entgiftungsarbeit der Leber. Ohne verarbeitet werden zu müssen, strömt die Glucose durch die Pfortader in die Leber, wird dort gespeichert und steht als Leberglycogen für die Entgiftungsarbeit zur Verfügung. Bei Lebererkrankungen besteht in den meisten Fällen ein Glykogenmangel. Honig hilft dem ab, und er tut sogar noch mehr: Das Cholin, das in geringen, aber wirksamen Mengen im Honig vorkommt, begünstigt die Glucoseausnutzung und den Einbau der Glucose in das Leberglycogen. Untersuchungen haben ergeben, dass nach Einnahme von Honig 68 % mehr Leberglycogene gebildet werden als nach dem Verzehr der gleichen Menge Traubenzucker. Cho-

lin reguliert auch den Fettstoffwechsel der Leber, wirkt somit der Leberverfettung entgegen.

Dass Honig wesentlich zur Entgiftung beitragen kann, wussten schon die Ärzte der Antike. Die Vielzahl der heutigen Mediziner weiß es anscheinend nicht. Denn gerade nach einer Narkose stellt Honig das beste Entgiftungsmittel für die Leber dar. Die Narkose ist eine massive Vergiftung, und die Leber muss die Giftstoffe der Narkosemittel aus dem Blut entfernen.

Bei der Entfernung von Eigengiften des Organismus aus demselben ist Honig eine vorzügliche Hilfe. Als Beispiel sei die von werdenden Müttern so gefürchtete *Hyperemesis gravidarum* genannt, das Schwangerschaftserbrechen. Es belastet den Organismus der Mutter und des Kindes durch die kontinuierlich zunehmende Vergiftung mit Stoffwechselprodukten. Auch wenn die werdende Mutter überhaupt keine Nahrung bei sich behalten kann, hilft Honig. Denn Honig, mit handwarmem Wasser verdünnt, wird selbst dann noch vertragen, wenn alles andere erbrochen wird. Und wenn selbst das nicht mehr der Fall ist, hilft immer noch ein Honigwasser-Klistier. Der Dickdarm resorbiert bereitwillig, wenn Magen und Dünndarm ihren Dienst versagen. Honig stellt der überforderten Leber bei vielen Arten von Vergiftungen die so dringend benötigte Glucose zur Verfügung – bei verschleppten Infektionen, chronischen Schwermetallvergiftungen, etwa durch Kadmium oder Blei, selbst bei so schweren Erkrankungen wie Cholera, Typhus- und Paratyphus sowie Salmonellose. Natürlich kann die Honiganwendung die konservative ärztliche Therapie nicht ersetzen, aber sie unterstützt sie in einem beträchtlichen Ausmaß!

Bei chronischen Erkrankungen der Nieren wie bei Entzündungen der Blase und der Harnwege ist Honig mit seinem hohen Kaliumgehalt ein probates Mittel, um den Körper vom angesammelten Kochsalz zu befreien, und das bei größtmöglicher Schonung des Organismus. Zudem wirken die ätherischen Öle des Honigs erweiternd auf die Nierengefäße und begünstigen so den Wasserabgang.

Für die Blutbildung ist Honig wegen seines hohen Gehalts an Eisen, Mangan und Kupfer von großem Wert. Im Durchschnitt enthält 1 kg Waldhonig fast 11 mg Eisen. Waldhonig hat einen deutlich höheren Eisengehalt als Blütenhonig.

Das im Honig enthaltene Kupfer wird zum Aufbau des roten Blutfarbstoffes benötigt. Kupfer ist an der Hämoglobinbildung beteiligt und spielt eine Rolle bei der Infektabwehr. Und schließlich unterstützt das im Honig in geringen Mengen vorhandene Vitamin C den Organismus bei der Verwertung des Eisens.

Eisenmangel ist in erster Linie ein Frauenleiden. Nach einer Untersuchung der Weltgesundheitsorganisation WHO leidet weltweit jede zweite Frau zwischen 15 und 50 Jahren an Eisenmangel und damit an verminderter Leistungsfähigkeit der Immunabwehr. Eisen unterstützt den Organismus bei der Bildung von „Killerzellen", die bei der Eliminierung von Krankheitserregern die Stoßtruppe bilden.

Honig für gereizte Bronchien

Ätherische Öle wirken bei Katarrhen der Luftwege schleimlösend und entkrampfend. Das gilt auch für die ätherischen Öle, die im Honig enthalten sind. Dazu kommt beim Honig noch die keimtötende Wirkung durch die enthaltenen Inhibine.

Bei Kindern mit Keuchhusten hat sich das folgende einfache Rezept bewährt: Getrockneter Thymian wird im Mörser fein zerrieben und mit Honig vermengt. Diese Mischung lässt man langsam im Mund zergehen, und der Hustenreiz wird spürbar gemildert. Auch bei anderen Arten des Reizhustens zeigt dieses Rezept seine Wirkung.

Honig als Wundheilmittel

Schon in der Antike wurde Honig für Wundverbände verwendet. Zwar scheint es, dass in der heutigen Zeit der bakteriziden Puder und der Sprühpflaster Honig in dieser Funktion ausgedient hätte, aber die Erfahrung zeigt immer noch Vorteile des Honigs.

Honig schließt die Wunde nicht nur gegen die Luft und die darin enthaltenen Keime ab, er regt auch die Lymphbildung an. So kommt es zu einem sehr vorteilhaften Synergismus zwischen der körpereigenen Abwehr und den bakterienfeindlichen Stoffen des Honigs. Zudem fördert der Invertzucker des Honigs die Zellosmose, wodurch Giftstoffe beschleunigt aus den Zellen entfernt werden.

Bei Schürfwunden und Rissquetschwunden hat es sich bewährt, keinen Verband anzulegen, sondern nur Honig aufzutragen und an der Luft trocknen zu lassen. Es bildet sich eine lackähnliche Schicht, welche die Wunde gut schützt. Auch bei Verbrennungen, Abszessen und Furunkeln hat sich Honig als „aktiver Wundverband" bewährt.

Spezielle Honig-Rezepte

HONIG-ESSIG-COCKTAIL

In der Volksmedizin gilt der tägliche Honig-Essig-Cocktail als wirkungsvolle Vorbeugung gegen Alterserscheinungen – Vergesslichkeit, Verkalkung –, gegen Herzbeschwerden, Grauen Star und Krebs. Eine Reihe von medizinischen Forschungsergebnissen belegt, dass an diesem althergebrachten volksmedizinischen Erfahrungswissen tatsächlich einiges dran ist. Die Inhaltsstoffe des Honigs werden durch jene des Essigs ergänzt. Verwendet man besten Apfelessig, so bekommt man eine hohe Dosis von Antioxidantien wie beispielsweise Beta-Karotin. Antioxidantien sind wichtig, weil sie freie Radikale absorbieren. Das sind jene Substanzen, die durch die Umweltbelastung zunehmend in unseren Organismus gelangen, Zellen und Erbinformationen der Zellen schädigen und zu vorzeitigem Altern, Herzkrankheiten und zu Krebs führen können.

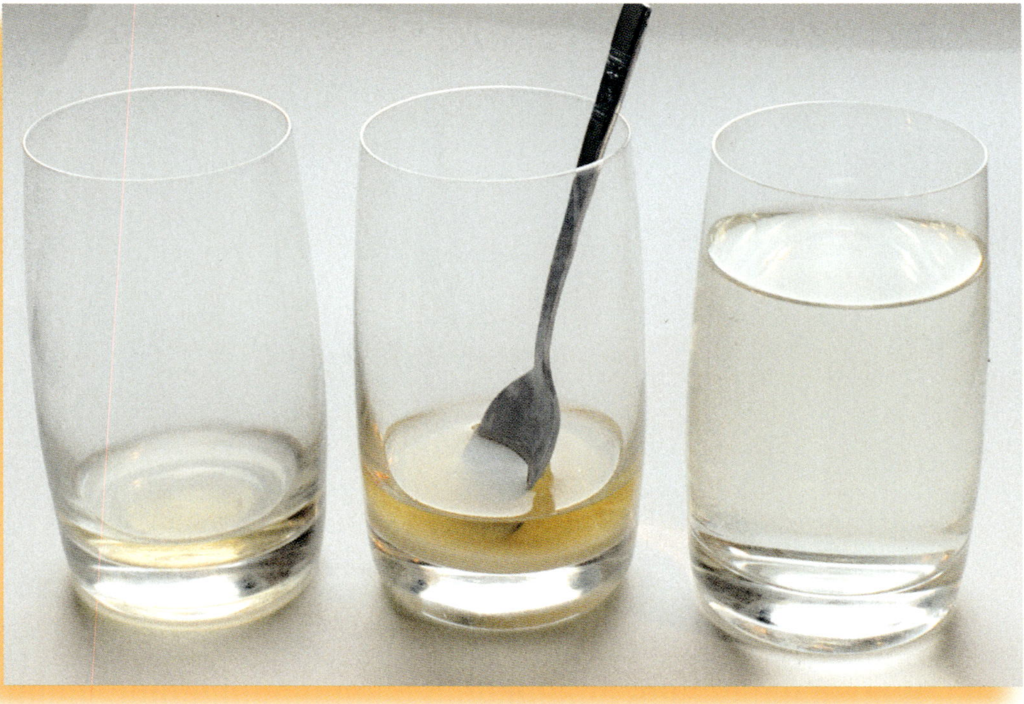

Bienenhonig + Apfelessig + Wasser = Honig-Essig-Cocktail

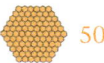

Man kann den Honig-Essig-Cocktail als Morgengetränk genießen und als Aperitif vor jeder Mahlzeit. Man verrührt in einem Limonadenglas einen Esslöffel Honig und einen Esslöffel Apfelessig gut miteinander und gießt mit Wasser oder Mineralwasser auf.

Dieses Getränk schmeckt vorzüglich, versorgt den Körper mit einer Vielzahl wichtiger Stoffe, stärkt das Immunsystem und hilft so mit, Krankheiten durch eine gestärkte Konstitution abzuwehren.

SPORTLERTRUNK

Einen schnellen Energiespender, der sich mit jedem teuren isotonischen Sportgetränk messen kann, erhält man aus:

1 l Molke
3 EL Honig
1 TL Blütenpollen

Alle Zutaten gut verrühren – am besten im Mixer – und die leeren Energiespeicher des Körpers sind rasch wieder aufgefüllt. Man kann diesem Getränk je nach Wunsch und Geschmack auch Fruchtsaft beigeben.

DIE HONIG-KUR

Eine althergebrachte Heilanwendung des Honigs ist die „Honig-Kur". Sie dient der allgemeinen Kräftigung und Entgif-tung des Körpers und besteht darin, dass man dreimal täglich vor jeder Mahlzeit langsam und schluckweise eine Tasse Kräutertee mit Honig trinkt. Der Kräutertee soll zu gleichen Teilen aus Schafgarbe, Weißdorn und Melisse bestehen. Für eine Tasse Tee genügt ein Esslöffel dieser Kräutermischung im Aufguss. Die Kur soll zehn Wochen dauern, wobei während der ersten fünf Wochen die Honigbeigabe gesteigert – von einem halben Teelöffel pro Tasse in der ersten Woche bis zu zwei Teelöffeln pro Tasse in der fünften Woche – und dann in den zweiten fünf Wochen wieder vermindert wird. In der zehnten Woche kommt also auf eine Tasse Kräutertee, wie in der ersten Woche, ein halber Teelöffel Honig.

Der Honig darf erst dann untergerührt werden, wenn der Kräutertee abgekühlt ist, seine Temperatur also deutlich unter 40 °C beträgt.

HONIG-KUR MIT WACHOLDER-HONIG GEGEN GICHT UND RHEUMA

Der zu den Zypressengewächsen zählende Wacholder ist eine Heilpflanze, die traditionell und mit großem Erfolg zur Entschlackung des Körpers, zur Beseitigung von Harnsäureablagerungen und damit gegen Gicht und Rheumatismus eingesetzt wird. Eine besonders wirkungsvolle Mischung ist jene der Wacholderbeeren mit Waldhonig.

51

Man kann die oben beschriebene Honig-Kur anstelle mit Kräutertee auch mit Wacholderbeeren-Tee durchführen. Eine zweite Möglichkeit besteht darin, Wacholder-Extrakt (in der Apotheke erhältlich) mit Waldhonig zu vermengen und dieses Gemenge im Kräutertee zu verrühren. Letzteres hat den Vorteil, dass auch die hitzeempfindlichen Bestandteile des Wacholders, vor allem Vitamin C und ätherische Öle, zur Gänze erhalten bleiben.

Wacholder-Extrakt ergänzt die Inhaltsstoffe des Honigs durch einen hohen Gehalt an ätherischen Ölen, den Bitterstoff Juniperin, Pektin, Pentosen, Ameisen- und Essigsäure, Kalzium, Kalium, essigsaures Mangan und Vitamin C. Die Kombination Honig-Wacholder beseitigt nicht nur die Harnsäureablagerungen im Körper, sie ist auch ein sehr empfehlenswertes Mittel gegen Wassersucht und chronischen Blasenkatarrh. Außerdem bringt die Wacholder-Honig-Kur Erleichterung und sogar Heilung bei jener Art von migräneartigen Kopfschmerzen, die durch Neigung zu vermehrter Harnsäurebildung bewirkt werden.

HONIG-KUR MIT KNOBLAUCH-HONIG FÜR HERZ UND KREISLAUF

Knoblauch gilt in der Volksmedizin als heilkräftig bei einer Vielzahl von Leiden.

Wissenschaftlich belegt ist seine günstige Wirkung auf Herz und Kreislauf sowie seine keimtötende Wirkung. Die Heilkraft des Knoblauchs beruht im Wesentlichen auf drei organischen Stoffverbindungen, die im Saft der Knoblauchzehen in großen Mengen vorhanden sind: das schwefelige ätherische Öl – verantwortlich für den charakteristischen Geruch des Knoblauchs –, organische Kieselsäure und Jodverbindungen. Diese drei Wirkstoffkombinationen bewirken eine erhöhte Durchblutung aller Schleimhäute und eine verbesserte Tätigkeit der Verdauungsorgane. Dadurch werden Magen, Darm und Blut entgiftet und die Funktion von Leber und Galle unterstützt. Knoblauch ist jedoch nicht nur ein Mittel zur Vorbeugung. Giftstoffe, die durch Fäulnisvorgänge im Darm entstehen, gehen ins Blut über und stören den Kreislauf. Diese Störung kann sich als Blutdrucksteigerung und Arterienverkalkung auswirken. Die Entgiftung des Darms und des Blutes wirkt solchen Störungen entgegen. Damit klingen auch alle damit verbundenen Beschwerden wie Kopfschmerzen, Reizbarkeit, Schwindel und Schlaflosigkeit ab.

Als besonders wirkungsvoll in der Anwendung hat sich die Kombination von Knoblauch und Blütenhonig erwiesen, und so kann man bei Herz- oder Kreislaufbeschwerden die Honig-Kur auch mit Knoblauch-Honig durchführen. Dazu verwendet man nicht den frischen Knoblauch, sondern stellt eine Knoblauch-Tinktur her: 200 g geschälte Knoblauchzehen werden fein geschnitten, in ein verschließbares Glas gegeben und nach etwa 20 Minuten – so lange brauchen die Wirkstoffe, um sich unter Lufteinfluss zu entfalten – mit einem 1/2 l medizinischem Alkohol oder gutem Kornbrand übergossen. Der Knoblauch muss vollständig vom Alkohol bedeckt sein. Man verschließt das Glas und schüttelt den Ansatz gut durch. Das Glas stellt man für drei Wochen an einen warmen Ort und schüttelt es mehrmals täglich gut durch. Danach wird der Ansatz abgeseiht.

Zum Gebrauch wird jeweils ein Esslöffel Blütenhonig mit einem Teelöffel der Knoblauch-Tinktur verrührt. Für den Kräutertee verwendet man eine Mischung von Weißdorn und Melisse (zu gleichen Teilen).

HEILSALBEN MIT HONIG

Salben bestehen aus Bienenwachs als Konsistenzgeber sowie einem Wirkstoffträger. Letzterer ist meist der Ölauszug einer Heilpflanze und in unserem Fall der Honig. Salben sind sehr einfach selbst herzustellen. An Gerätschaften braucht man dafür nur ein feuerfestes Becherglas, einen Rührstab und ein Küchenthermometer.

Bevor man an die Herstellung einer Salbe geht, benötigt man einen Ölaus-

zug jener Pflanze, deren Wirkstoffe man gemeinsam mit jenen des Honigs auf die Haut bringen will. Getrocknete Pflanzenteile sind dafür besser geeignet als frische. Bei frischen Pflanzen besteht wegen deren Wassergehalt immer die Gefahr der Schimmelbildung. Man schüttet die Pflanzenteile locker in ein verschließbares Glas und übergießt sie mit Olivenöl erster Qualität. Das Glas wird verschlossen und gut durchgeschüttelt. Dann stellt man den Ansatz für etwa drei Wochen an einen warmen Ort, aber nicht in die pralle Sonne. Während dieser Zeit sollte man das Glas öfters schütteln.

Schließlich wird der Ölauszug abgeseiht und steht für die Salbenbereitung zur Verfügung.

Für die Herstellung der Salbe werden die Bienenwachsplättchen in der beim jeweiligen Rezept angegebenen Menge in einem feuerfesten Becherglas im Wasserbad erwärmt, bis eine klare Schmelze entstanden ist. Die Erwärmung sollte 70 °C nicht übersteigen. Dann gibt man den Ölauszug bei, rührt gut durch und nimmt das Glas aus dem Wasserbad. Man rührt die Schmelze glatt und lässt sie abkühlen. Sobald die Temperatur unter 40 °C gesunken ist, rührt man den Honig unter und füllt die Salbe in kleine Schraubdeckelgläser ab. Weil Salben kein Wasser enthalten, sind sie im verschlossenen Glas mindestens ein Jahr haltbar.

Honig-Salben

Die Herstellung Schritt für Schritt

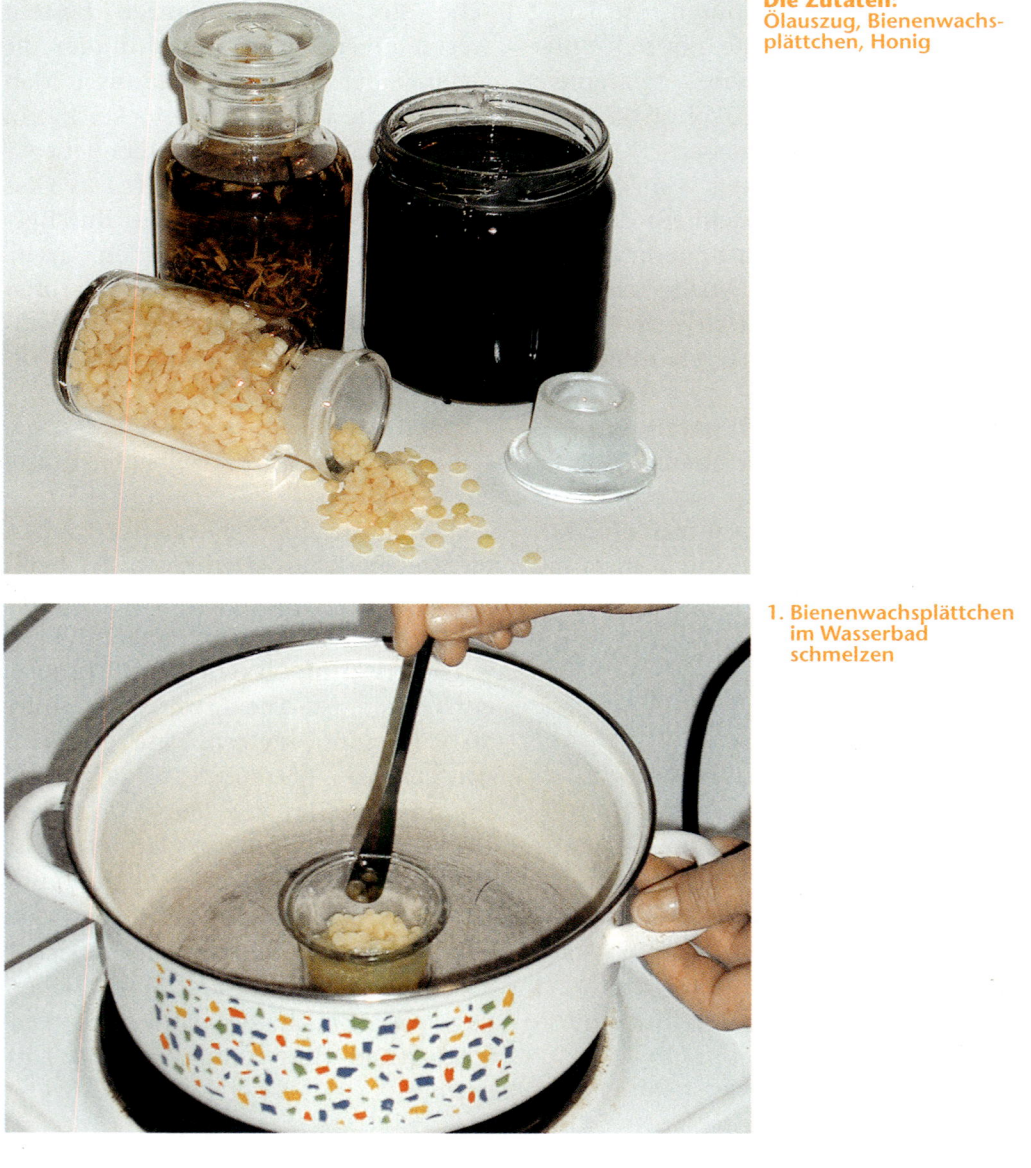

Die Zutaten:
Ölauszug, Bienenwachs-
plättchen, Honig

1. Bienenwachsplättchen
   im Wasserbad
   schmelzen

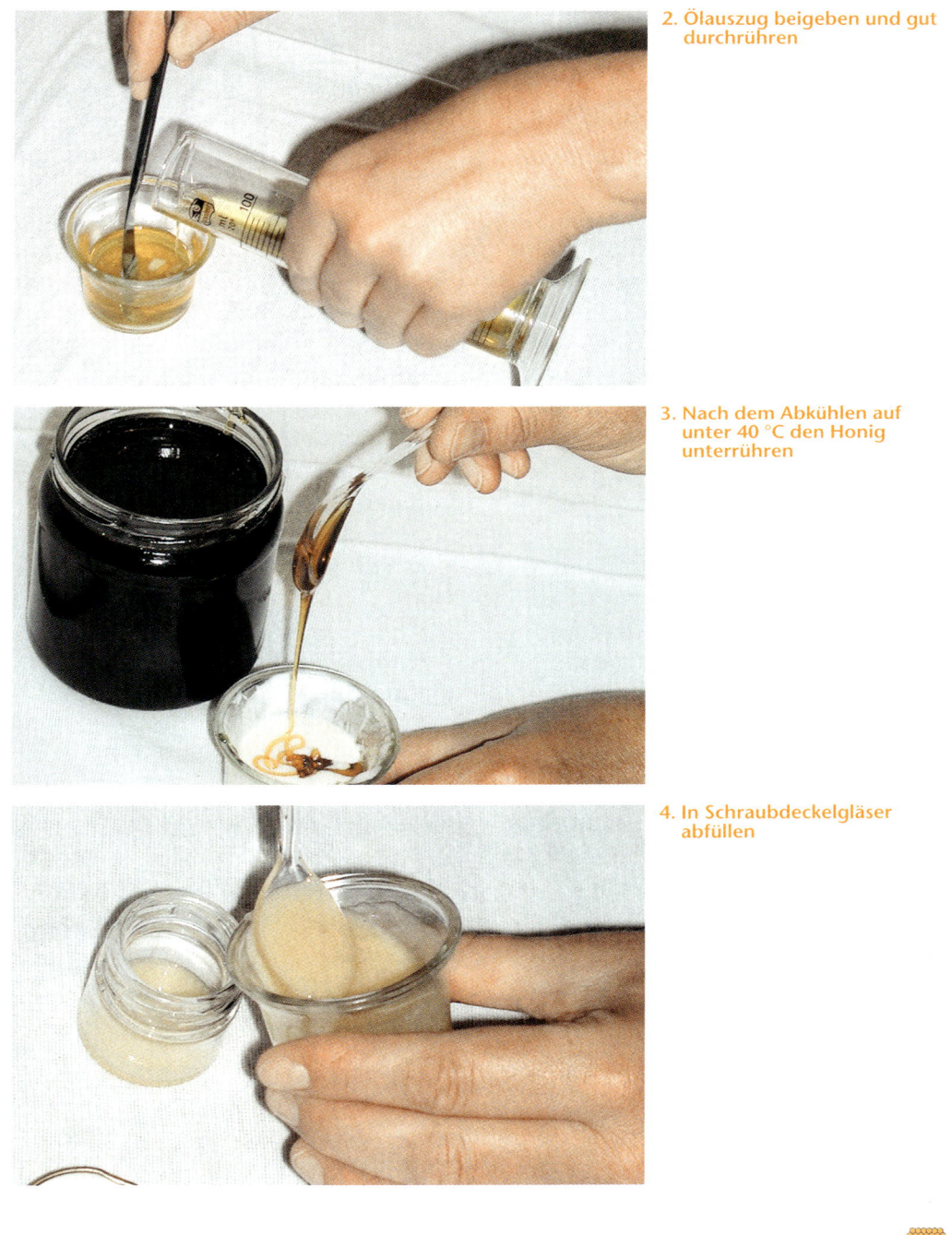

2. Ölauszug beigeben und gut durchrühren

3. Nach dem Abkühlen auf unter 40 °C den Honig unterrühren

4. In Schraubdeckelgläser abfüllen

55

HONIG-RINGELBLUMEN-SALBE

Zutaten
100 ml Ringelblumen-Ölauszug
15 g Bienenwachsplättchen
1 EL Honig

Herstellung wie auf Seite 53 beschrieben. Die Honig-Ringelblumen-Salbe ist eine universelle Heilsalbe bei Schnitt-, Schürf- und Rissquetschwunden. Sie wirkt desinfizierend und fördert die Wundheilung.

HONIG-WACHOLDER-BEEREN-SALBE

Zutaten
100 ml Wacholderbeeren-Ölauszug
(für den Ansatz sollten die Beeren
halbiert oder geviertelt werden)
15 g Bienenwachsplättchen
1 EL Honig

Herstellung wie auf Seite 53 beschrieben. Die Honig-Wacholderbeeren-Salbe wirkt mildernd bei Gelenksentzündungen und rheumatischen Beschwerden.

HONIG-THYMIAN-SALBE

Zutaten
100 ml Thymian-Ölauszug
15 g Bienenwachsplättchen
1 EL Honig

Herstellung wie auf Seite 53 beschrieben. Die Honig-Thymian-Salbe hat zwei völlig verschiedene Wirkungsbereiche: Als Mittel der Volksmedizin wirkt sie gegen Bronchialkatarrh und Reizhusten; dazu wird sie auf den oberen Brustbereich aufgetragen. Kosmetisch wirkt sie bei Akne, unreiner und fettiger Haut klärend, pflegend und entzündungshemmend.

HONIG-SCHÖLLKRAUT-SALBE

Zutaten
100 ml Schöllkraut-Ölauszug
15 g Bienenwachsplättchen
1 EL Honig

Herstellung wie auf Seite 53 beschrieben. Die Honig-Schöllkraut-Salbe ist eine traditionelle „Warzen-Salbe". Werden Warzen damit bestrichen, verschwinden sie meist völlig.

Pollen

Auf Blütenpollen reagieren manche Menschen gereizt, und das im wahrsten Wortsinn. Das Immunsystem jener Menschen, die unter Pollenallergie leiden, deklariert die Eiweißstoffe der Pollen als feindlich und will sie bekämpfen. Dabei sind weder die Pollen noch ihre Eiweißstoffe dem menschlichen Organismus feindlich gesonnen = ganz im Gegenteil. Sie sind von höchstem gesundheitlichen Wert für den Menschen. Und sie können selbst mithelfen, die allergischen Reaktionen des fehlgeleiteten Immunsystems abzubauen.

Im Kapitel vom Honig war bereits von der Therapie mit Blütenhonig aus der unmittelbaren Umgebung des Betroffenen die Rede. Honig enthält immer eine geringe Mengen an Pollen von den Trachtpflanzen der Bienen. Die unmittelbare Nähe des Bienenstocks bzw. der Bienenweide zum Wohnort des Betroffenen ist immens wichtig, weil dann genau jene Pollen im Honig zu finden sind, auf welche das Immunsystem allergisch reagiert.

Man kann diese Honig-Therapie noch forcieren, indem man unter den Honig Pollen mischt = klarerweise müssen auch diese Pollen aus der Nähe des Wohnorts des Betroffenen sein. Das könnte dann so aussehen, dass man mit dem puren Honig und seinem natürlichen Pollengehalt beginnt, die Dosis von einem Esslöffel pro Tag in der ersten Woche bis zu fünf Esslöffeln pro Tag in der fünften Woche steigert und dann beginnt, dem Honig zusätzliche Pollen unterzumengen. Eine solche Therapie sollte man jedoch mit dem Hausarzt absprechen.

Konzentrierte Lebenskraft plus „Bienenspucke"

Pollen sind die männlichen Keimzellen der blühenden Pflanzen. In ihnen steckt die konzentrierte Lebenskraft für das Wachstum einer neuen Pflanze. Doch wenn man allgemein von Pollen spricht, heißt das nicht, dass alle Pollen gleich sind. Ganz im Gegenteil, die Pollen verschiedener Pflanzen unterscheiden sich beträchtlich. Allein schon, was ihre Größe betrifft: Von den größten Pollen ergeben etwa 14.000 Stück 1 g, von den kleinsten braucht es bis zu 300.000, um

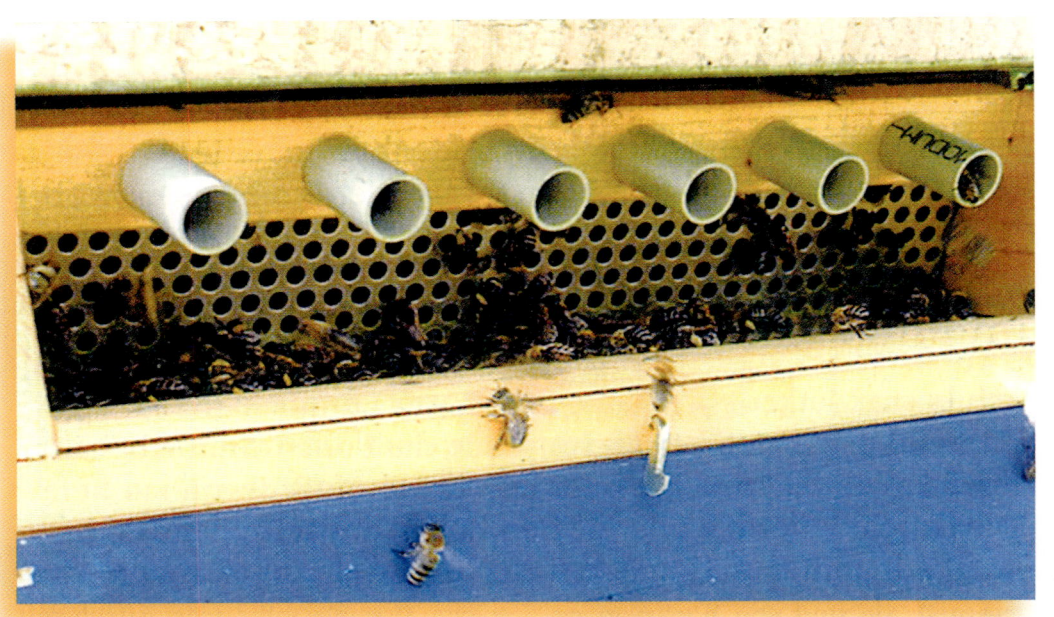

Bevor die heimkehrende Biene in das Flugloch schlüpfen kann, wird ihr mit einem 5-mm-Lochgitter der Pollen abgestreift

das Gewicht von 1 g zu erreichen! Außerdem unterscheiden sich die Pollen in Form, Farbe und Zusammensetzung.

Für die Bienen ist der Pollen ein Grundnahrungsmittel. Er enthält das für den Körperaufbau nötige Fett und Eiweiß. Die Kohlenhydrate dagegen bekommt die Biene aus dem Nektar. Die jährliche Sammelleistung an Pollen beträgt je Bienenvolk etwa 30 bis 40 kg. Eigentlich nehmen die Bienen den Pollen „so im Vorbeigehen" von den Blüten mit. Er bleibt an ihren pelzigen Körpern hängen, wenn sie des Nektars wegen tief in die Blütenkelche eintauchen. Vor dem Abflug von der Blüte putzen sie sich, indem sie die Pollen mit dem Rüssel nach hinten zu den Hinterbeinen wischen. Die Hinterbeine sind aber mit Falten ausgestattet. Dorthin kommt nun der durch den Speichel der Biene zu Klumpen verklebte Pollen, wird dort festgerieben, und als praktische „Pollenhöschen" wird er in den Stock transportiert. Hier werden die Pollenhöschen von den Stockbienen abgenommen und die Pollen in Wabenzellen verteilt. Dort werden sie festgestampft und die Zelle mit einem Wachsdeckel verschlossen. Will der Imker neben Honig auch Pollen ernten, holt er sich seinen Anteil, bevor die Biene in das Innere des Stocks gelangt: mit dem „Pollenkamm". Durch dessen enge Abstreiflöcher müssen die

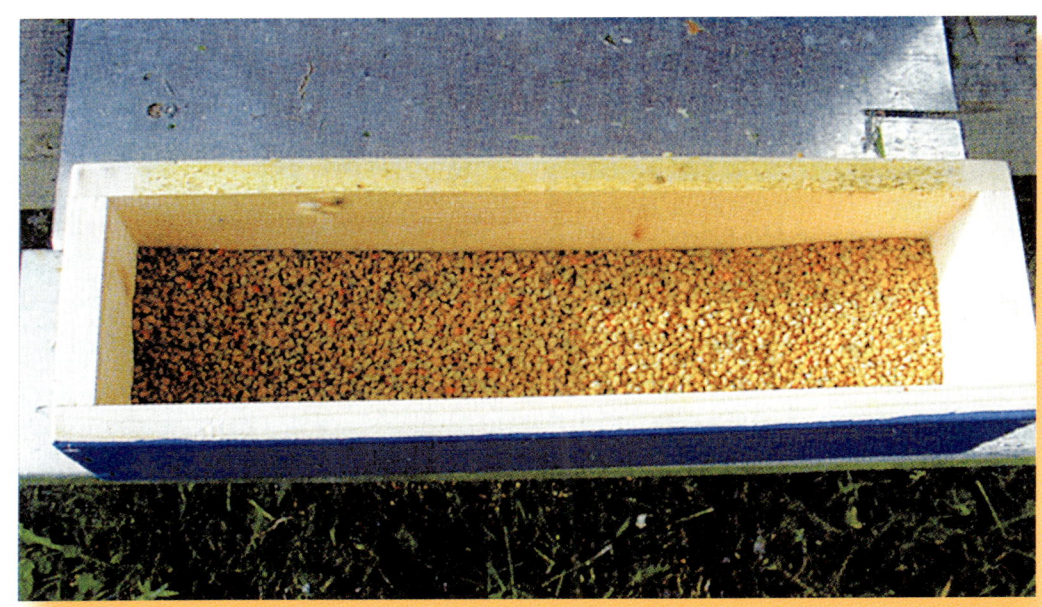

Eine Tagesernte von ungefähr 150 g Pollen pro Volk ist durchaus möglich

Bienen hindurch, wenn sie durch das Flugloch in den Stock wollen. Dabei wird ein Teil der mitgebrachten Pollenklümpchen abgestreift. Dass wir unbedingt Pollen von den Bienen haben wollen und nicht einfach die Blüten schütteln und den „Blütenstaub" einsammeln, hat einen wichtigen Grund: den Speichel der Biene! Beim Kneten der Pollen für den Transport im Pollenhöschen dient die „Bienenspucke" nicht bloß als Klebstoff. Die Speichelsekrete der Biene leiten auch einen Fermentierungsvorgang im Pollen ein. So wird der Pollen chemisch aufgeschlossen. In dieser Form ist er besonders wertvoll für die menschliche Gesundheit.

Pollen – die Überlebensnahrung

Von den Wikingern wissen wir, dass sie auf ihren monatelangen Seefahrten Wabenhonig als Kraftnahrung mitführten. Die Waben waren nicht nur mit Honig gefüllt, sondern auch mit fermentiertem Pollen. Und das erklärt, wieso die Wikinger auf ihren langen Seereisen nicht an Skorbut zu Grunde gingen. Seefahrer späterer Zeiten vergaßen den Wert dieser Überlebensnahrung, was zur Folge hatte, dass die überlebende Schiffsmannschaft teilweise zahnlos im Zielhafen von Bord wankte. Erst mit der Einführung des Sauerkrauts gehörte Skorbut, die Geißel der christlichen Seefahrt, der Vergangenheit an. Mit Pollen und Honig in den Vorratskammern der Schiffe hätte es sie gar nicht gegeben. Pollen enthält alles Lebensnotwendige, und zwar nicht nur für die Biene, sondern auch für den Menschen. Als es noch die Sowjetunion gab, wurden öfters Meldungen über runde dreistellige Geburtstage kolportiert. 110-jährige kamen verhältnismäßig häufig vor. Vor einigen Jahren interessierten sich Wissenschaftler dafür, ob es sich bei diesen Meldungen um bloße Propaganda handelte oder ob mehr dahinter steckte. Das Ergebnis: Es gab und gibt tatsächlich in diesen Gebieten eine Menge sehr alter Herren. Und das Verblüffende dabei: Die meisten beschäftigten sich mit Imkerei und aßen regelmäßig den fermentierten Pollen! Der Gesundheitszustand der Methusaleme war meist überdurchschnittlich gut. Kann es sein, dass der von den Bienen für uns aufbereitete Pollen tatsächlich so etwas wie eine „Supernahrung" ist? = Ein Blick auf die chemische Zusammensetzung der Pollen soll uns der Antwort auf diese Frage einen Schritt näher bringen.

Aminosäuren, Vitamine, Mineralstoffe

Pollen besteht etwa zu einem Viertel aus Proteinen und Aminosäuren. Das ist so viel, dass ein Mensch mit 30 g Pollen seinen täglichen Bedarf an diesen lebensnotwendigen Eiweißbausteinen decken kann. Essenzielle Aminosäuren können vom Körper selbst nicht produziert werden, sie müssen ihm mit der Nahrung zugeführt werden. Außerdem können die größeren Proteine die sogenannte Liquorschranke des Gehirns nicht passieren. Aminosäuren können das und sind deshalb für den Gehirnstoffwechsel von immenser Bedeutung. Ein Mangel an Aminosäuren macht sich bald in Form von verminderter Merk-, Lern- und Reaktionsfähigkeit bemerkbar.

In Pollen sind 20 der 22 bekannten Aminosäuren enthalten. Nimmt man eine durchschnittliche Pollenprobe zum Vergleich, so kann man sagen, dass 100 g Pollen so viele Aminosäuren enthalten wie ein 1/2 kg Rindfleisch oder sieben Eier. Das ist besonders für Vegetarier von großem Nutzen, weil bei rein pflanzlicher Ernährungsweise meist eine Unterversorgung mit Proteinen und Aminosäuren besteht. 30 g Pollen = das ist etwa ein glatt gestrichener Esslöffel = reichen aus, um den Tagesbedarf eines erwachsenen Menschen an Aminosäuren zu decken. Weil man meist noch andere Lebensmittel zu sich nimmt, sollte

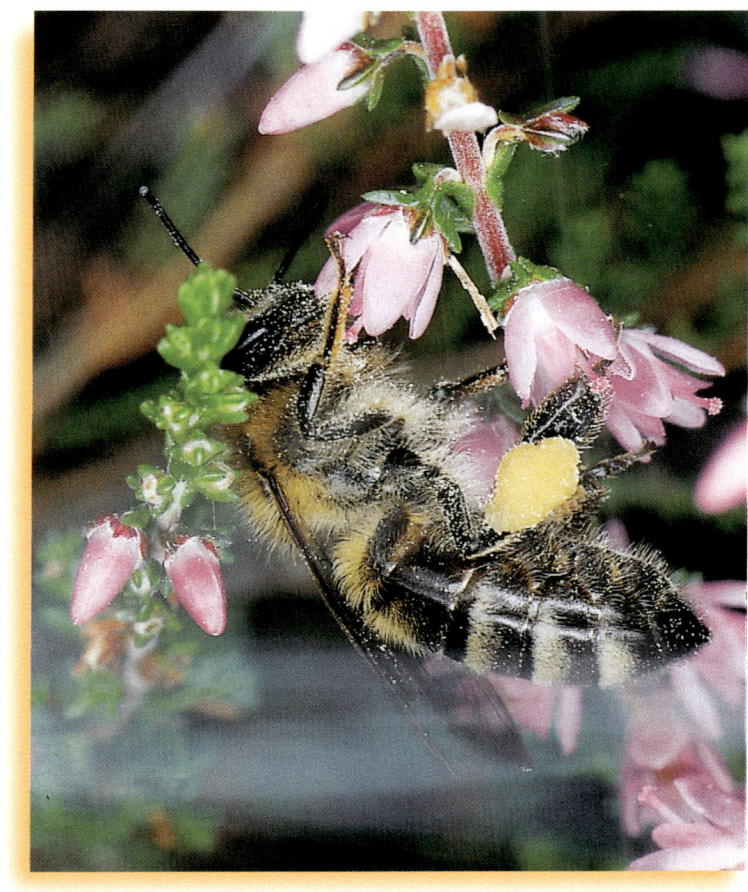

die Vitamine des B-Komplexes, Vitamin D, E und H, Niacin, Pantothensäure und Folsäure. In der Fachliteratur sind sich die Forscher nicht einig, ob der Vitamingehalt von Pollen tatsächlich jenen von Vitaminspendern wie Obst und Gemüse ersetzen könnte. In der Praxis ist das kaum von Bedeutung, weil sich wohl niemand ausschließlich von Pollen ernähren will. Dabei käme auch der einzige Nachteil der „Supernahrung" Pollen zum Tragen: das fast völlige Fehlen von Ballaststoffen. Einigkeit herrscht jedoch darüber, dass Pollen eine vorzügliche Nahrungsergänzung darstellt und bei vielen gesundheitlichen Beschwerden zu einer deutlichen Besserung führt.

man sich – von besonderen Indikationen abgesehen – eher mit 20 g begnügen.

Dass Pollen die „Vollwertnahrung" schlechthin ist, zeigt auch sein Gehalt an Vitaminen. Besonders hoch ist der Vitamin-A-Gehalt: 100 g Pollen enthalten bis zu 1000 mg Vitamin A! Für die Funktion der Augen ist Vitamin A von größter Wichtigkeit. Vitamin C ist mit bis zu 800 mg in 100 g Pollen enthalten, dazu

Als Nahrungsergänzung hat Pollen auch durch seinen hohen Gehalt an Mineralstoffen und Spurenelementen seine Bedeutung. Pollen enthält Kalium – und zwar in beträchtlichen Mengen –, Kalzium, Magnesium, Mangan, Natrium, Phosphor, Aluminium, Chlor, Chrom, Eisen, Kupfer und Schwefel. Wer die Inhaltsangaben diverser Vitamin- und Mineralstoffpräparate mit den Inhaltsstoffen des Pollens vergleicht, wird feststellen: Pollen kann auf jeden Fall mithalten. Und er enthält noch wesentlich mehr. Denn im Pollen finden sich auch Nukleinsäuren, ein wichtiger Stoff für den Zellaufbau, ebenso Lecithin, ein Fett, das Zellstruktur, Zellstoffwechsel, Nerven und Gehirnfunktionen beeinflusst.

Fette sind bis zu 20 % im Pollen enthalten, und zwar fast zur Hälfte als mehrfach ungesättigte Fettsäuren. Sie regulieren den Stoffwechsel, sind am Aufbau von Enzymen und Abwehrstoffen beteiligt und schützen die Blutgefäße.

Enzyme und Fermente, die im Honig vorkommen, sind zum Teil auch im Pollen zu finden. Dabei steht an erster Stelle das Atmungsferment Cytochromoxidase, das für die Zellatmung unentbehrlich ist. Überdies sind im Pollen pflanzliche Hormone enthalten, die auf den menschlichen Hormonhaushalt Einfluss haben. Sie wirken zumindest in der Weise harmonisierend, dass sie hormonale Fehlregulationen beseitigen können. Auch Haarausfall wird zum Teil durch eine hormonale Störung bewirkt. Von einigen Naturmedizinern ist bekannt, dass sie mit einer Pollenkur auch diesem Übel erfolgreich beikommen konnten.

Die Aufzählung all dieser Inhaltsstoffe, die im Pollen vorkommen, mag eindrucksvoll sein. Doch die Wirkung des Pollens lässt sich nicht allein damit erklären. Es ist das fein abgestimmte harmonische Ganze, und das Ganze ist mehr als die Summe aller Inhaltsstoffe.

Übrigens: Pollen darf wie Honig niemals über 40 °C erwärmt werden – ein Großteil der Wirkstoffe, vor allem die Fermente und Enzyme, würden dabei zerstört werden!

Heilkräftig bei vielen Beschwerden

Pollen gilt vor allem als Kräftigungsmittel bei Untergewicht und Schwächezuständen, als Mittel zur Behebung von Mangelerscheinungen durch einseitige Diät oder nach schweren Krankheiten und zur Vorbeugung oder Linderung zahlreicher Zivilisationsschäden, letzteres durch die Fähigkeit des Pollens, Schäden im Organismus, die durch Umweltgifte entstehen, zu reparieren. Aber Pollen kann noch viel mehr.

Pollen ist ein nicht aufregendes Anregungsmittel, er stimuliert die körperliche und geistige Leistungsfähigkeit, ohne aufzuputschen. Deshalb ist Pollen ein ideales und vor allem legales „Doping-Mittel" für Leistungssportler.

Für den Darm ist Pollen ein Segen, obwohl er keine Ballaststoffe enthält. Der französische Forscher Dr. Remy Chauvin, der wie Karl von Frisch sein Leben ganz den Geheimnissen der Biene gewidmet hatte, wies bereits 1953 nach, dass Pollen die Verdauungstätigkeit regelt. Bei seinen Versuchen verzeichnete Chauvin schon nach wenigen Tagen der Polleneinnahme Heilungserfolge selbst bei hartnäckigen Fällen von Diarrhoe und, was die ausgleichende, normalisierende Wirkung des Pollens belegt, auch im umgekehrten Fall, bei hartnäckigen Stuhlverstopfungen. Pollen hat eine ausgleichende Wirkung auf die Darmflora, fördert die Durchblutung der Dünndarm-Schleimhaut und wirkt anregend auf das Immunsystem der Darmwand.

Durch den Gehalt an Eisen regt Pollen die Bildung roter Blutkörperchen an. Besonders für werdende und stillende Mütter ist diese Eigenschaft des Pollens von Bedeutung, denn in 100 g Pollen sind 209 mg Eisen enthalten. Eisen wirkt zudem im Blut als Sauerstoffträger und verbessert damit die Zellatmung.

Pollen enthält eine Vielzahl von Hormonen, etwa die Geschlechtshormone Östrogen und Testosteron – was die Basis für den Ruf des Pollens als mildes Aphrodisiakum begründet –, sowie pflanzliche Hormone und Hormonvorstufen. Letztere weisen Ähnlichkeit mit dem von der menschlichen Hypophyse produzierten Gonadotropin auf, das die Regeneration der Körperzellen anregt. So kann Pollen auch den Alterungsprozess positiv beeinflussen, also hemmen. Und eine Hemmung des Alterungsprozesses kann man durchaus als „verjüngende" Wirkung bezeichnen.

Blütenpollen enthalten Provitamin A und Rutin in einer bis zu fünfzehnfach höheren Konzentration als alle anderen Lebensmittel. Diese Wirkstoffe haben immensen Einfluss auf die Augen und die Sehkraft. Vitamin A ist das „Seh-Vitamin", es ist für die Funktion der hochempfindlichen Sehzellen und Sehnerven unentbehrlich. Rutin ist dafür verantwortlich, die feinen Blutgefäße der Netzhaut abzudichten und vor Rissen zu schützen.

Pollen für die Prostata

Mit der segensreichen Wirkung des Pollens auf das Problemorgan des Mannes, die Prostata, haben sich in den letzten Jahrzehnten zahlreiche Wissenschaftler, vor allem in Rumänien, Schweden und Kanada, beschäftigt. Die Ergebnisse ihrer Arbeiten bestätigen die oft verblüffende Heilwirkung des Pollens bei Prostatavergrößerung.

Die Prostatavergrößerung ist an sich eine ganz normale männliche Alterserscheinung. Die Drüse besteht entwicklungsgeschichtlich aus einem dominierenden „männlichen" und einem verkümmerten „weiblichen" Teil. Lässt mit zunehmendem Alter die Produktion der männlichen Keimdrüsenhormone nach, dann schrumpft der „männliche" Teil und der „weibliche" vergrößert sich. Durch die Vergrößerung wird die Harn-

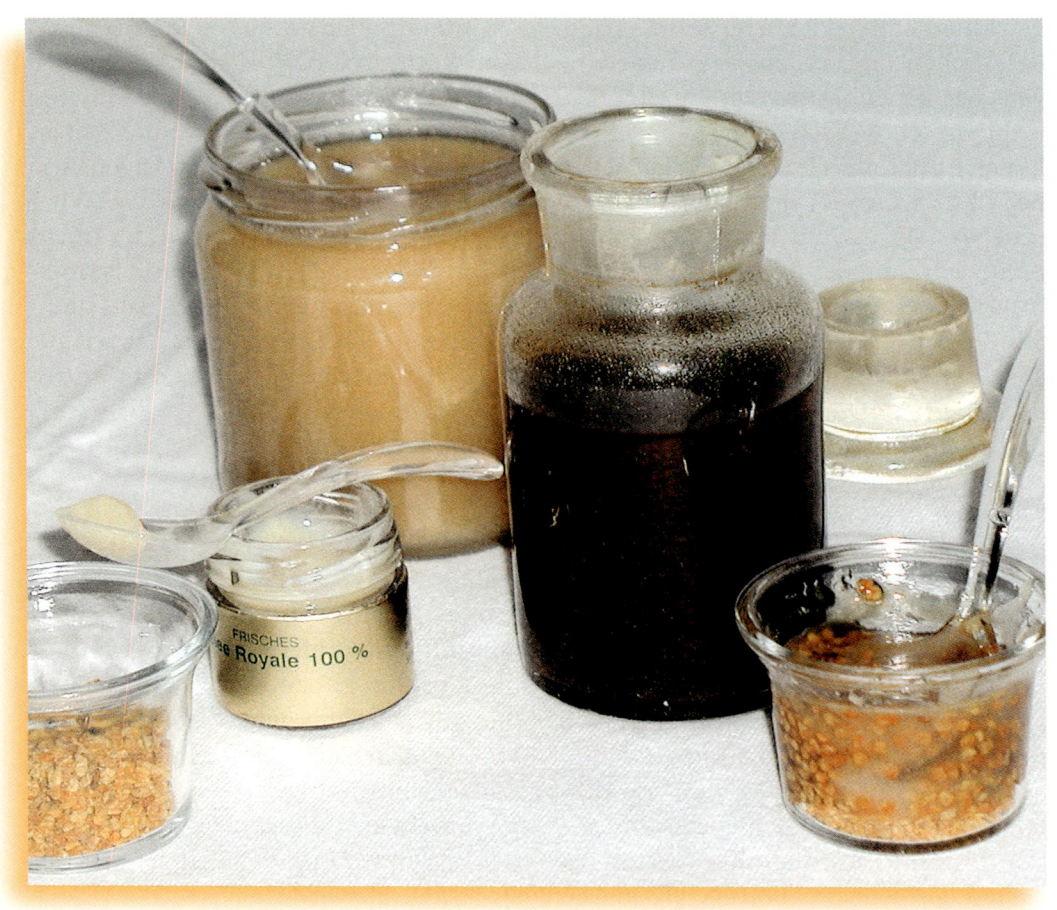

„Power-Mix" für die Prostata: 30 g Pollen + 20 Tropfen Propolis-Tinktur + 1 EL Honig + 1 g Gelée royale

röhre eingeengt und es kommt zu Problemen beim Harnlassen. Es können in der Folge Harnwegsinfektionen auftreten und, im schlimmsten Fall, eine schleichende Nierenschwäche mit lebensgefährlicher Harnvergiftung.

Die Prostatavergrößerung ist die am häufigsten auftretende Männerkrankheit: 50 % der Männer über 50 und 80 % der Männer über 70 sind davon betroffen. In höherem Alter kann sich das Leiden zum Prostatakrebs entwickeln.

Dass Blütenpollen dieser Entwicklung entgegenwirken können, ist schon seit längerem bekannt. So schreibt Erico Enrico in seinem Buch, dem Standardwerk über Blütenpollen: *„Die Entdeckung des Umstandes, dass der tägliche Verzehr* *von 40 g Blütenpollen die durch Nachlassen der Keimdrüsentätigkeit vergrößerte Prostata biologisch-funktionell wieder so normalisiert, wie sie in jüngeren Jahren war, ist für alle schon Betroffenen und die Abermillionen Männer, die noch betroffen werden, die bedeutendste Entdeckung dieses Jahrhunderts."*

Auf dem Apitherapiekongress 1976 erregten die beiden rumänischen Ärzte S. Roman und N. Mihailescu mit ihren Erfolgen bei der Wiedernormalisierung der Prostatafunktion gehöriges Aufsehen. Sie hatten einen vierjährigen Versuch an 600 Patienten mit vergrößerter und teils entzündeter Prostata durchgeführt und eine Heilungsquote von über 90 Prozent erreicht. Das Heilmittel war Blütenpollen, vermengt mit Honig und geringen Anteilen Gelée royale und, im Fall einer vorliegenden Entzündung, Propolis.

Weil es in den letzten Jahren immer häufiger vorkommt, dass auch jüngere Männer Probleme mit der Prostata bekommen, sollte man die segensreichen Mittel aus dem Bienenstock für eine frühzeitige „Prostatapflege" nutzen. Wer schon ab Mitte 40 jährlich eine zwei- oder dreimonatige Kur mit einer täglichen Dosis von 30 g Blütenpollen, 1 g Gelée royale, 20 Tropfen Propolis-Tinktur und einem EL Bienenhonig – das alles miteinander verrührt und morgens vor dem Frühstück verzehrt – durchführt, hat gute Aussichten, ohne Prostatabeschwerden steinalt zu werden.

Bestehende Prostatabeschwerden mildert dieser „Power-Mix" und kann sogar zu einer weitgehenden Heilung führen. In diesem Fall sollte man die Pollengabe auf 40 Gramm erhöhen und die Mischung über einen langen Zeitraum täglich einnehmen.

Propolis

Propolis ist ein hochwirksames Antibiotikum. Die Kenntnis dieser Tatsache gehört heute schon fast zur Allgemeinbildung. Noch vor wenigen Jahren war das noch ganz anders – da hielten selbst Lebensmittelchemiker die Bezeichnung Propolis für einen Fantasienamen. Dabei hätten sie bloß Plinius lesen müssen, denn das Wissen über die segensreiche Wirkung der Propolis war schon in der griechischen und römischen Antike bekannt. Es ging bloß im Laufe der Zeit verloren, und mit den Antibiotika der modernen Pharmazie schien es gänzlich unnötig geworden zu sein. Dass dieser Schein trog, bewies die Forschung, die sich ab den Fünfzigerjahren des vorigen Jahrhunderts immer intensiver und immer faszinierter mit den Ergebnissen mit der Propolis, dem Kittharz aus dem Bienenstock, befasste. Nichts gegen Penicillin, Streptomycin und Chloramphenicol, auch sie sind eigentlich Stoffverbindungen aus der Natur, und viele Krankheiten sind mit ihrer Hilfe besiegt worden. Ihre schrankenlose Breitbandanwendung hat jedoch bewirkt, dass Bakterienstämme resistent wurden. Propolis wird seit Jahrtausenden angewendet, und trotzdem gibt es nicht einen einzigen Bakterienstamm, der gegen Propolis resistent wäre.

Die ersten schriftlichen bzw. bildschriftlichen Dokumente über die Anwendung von Propolis hinterließen uns die alten Ägypter. Ihre Priester verwendeten Propolis als Bestandteil der komplizierten Rezepturen zur Einbalsamierung der Pharaonenleichen.

Von den antiken Autoren Varro, Plinius und Dioskurides haben wir die erste Nachricht von der medizinischen Verwendung der Propolis. Und sie nennen das Kittharz aus dem Bienenstock auch bereits Propolis. Das Wort kommt aus dem Griechischen, heißt wörtlich „vor der Stadt" und meint den Schutzwall, der vom Bienenstock alles Feindliche und Bedrohliche fernhält. So schreibt Marcus Terentius Varro, der große römische Universalgelehrte (116 bis 27 v. Chr.) in seinem Werk „De rerum rusticarum" (Über die Landwirtschaft): *„Propolis nennt man eine Substanz, aus der die Bienen im Sommer beim Eingang des Bienenstocks einen Schutz bauen. Die Substanz wird unter demselben Namen von Ärzten für Salbenumschläge verwendet,* und sie kommt teurer als Honig in der Via Sacra." Propolissalbe war also zumindest seit dem ersten Jahrhundert vor Christus bei den römischen Ärzten bekannt und gebräuchlich.

Auch Plinius, von dem schon öfters die Rede war, kennt Propolis, und zwar als Bestandteil ziehender Salben: *„Sie ziehen eingefressene Dornen, lindern den Schmerz und verhüten den Brand."* Dass die Propolissalben der römischen Ärzte den Wundbrand verhinderten, zeigt, dass man die Propolis schon damals als Antibiotikum einzusetzen wusste – natürlich bloß auf der Basis von Erfahrung, von Bakterien hatten die Römer klarerweise keine Ahnung.

Während Varro und Plinius eher als „Naturforscher" zu sehen sind, war Dioskurides Arzt. Er schreibt über die Propolis: *„Propolis soll gesammelt werden, jene goldbraune und wohlriechende und auch in sehr trockenem Zustand immer weiche und leicht zu streichende Substanz. Sie ist sehr warm und hat Zugkraft. Sie zieht Dornen und Splitter aus dem Fleisch. Im Rauch hilft sie gegen strengen Husten und aufgetragen nimmt sie Flechten weg. Man findet Propolis bei den Eingängen der Bienenstöcke. Ihre Natur ist wachsähnlich."*

Dieses Wissen um die Wirksamkeit der Propolis versank mit dem Römischen Imperium. Erst ab der Mitte des vorigen Jahrhunderts trat es wieder zutage und bildet mittlerweile eine wichtige Säule der Apitherapie, der Bienenheilkunde. Allerdings gibt es auch aus der

Zeit dazwischen vereinzelte Zeugnisse dafür, dass einige wenige die Vorteile der Propolis kannten und zu nutzen wussten. Die Geigenbauer der Cremonenser Schule verwendeten für ihren geheimnisumwitterten Lack Propolis. Dieser Lack gab den Geigen die typische goldbraune Farbe und den weichen warmen Ton. Bei einer Stradivari-Geige ist Propolis an der Klangentwicklung beteiligt! Und in der Volksmedizin des Kaukasus wurde das Wissen um die Heilkraft der Propolis durch das gesamte Mittelalter tradiert. So beschreibt im 14. Jahrhundert der grusinische Arzt Zaza Fanaskerteli-Tizischwilli in seinem Medizinbuch *„Karabadine"* die Verwendung von Propolis bei der Behandlung von Entzündungen der Mundhöhle und von eitrigen Zähnen. Eine Praxis, die auch in der arabischen Medizin üblich war: Die Propolis wurde fein zerrieben, mit Olivenöl vermischt und in das Zahnfleisch gerieben. Diese Anwendung wirkte nicht nur entzündungshemmend, sondern auch schmerzlindernd.

Baustoff und Seuchenteppich

Für die Bienen hat Propolis den Charakter eines Baustoffs. Wie die Maurer mit Mörtel, so dichten die Bienen jede Ritze und jede Fuge des Bienenstocks mit Propolis ab. Davon kommt die deutsche Bezeichnung „Kittharz". Den Rohstoff dafür sammeln die Bienen an Bäumen, etwa von den Blattknospen der Rosskastanien, Pappeln, Birken, Erlen, Ulmen und Buchen oder aus der Rinde der Fichten, Lärchen und anderer Nadelbäume.

Für die Bäume ist das abgesonderte Harz ein Phytonzid, ein Schutzstoff, der verletzte oder leicht verletzliche Stellen gegen Luft, Bakterien und Pilze abschirmen soll. Wie alle Produkte, die uns die Biene zukommen lässt, wird auch das Harz der Bäume mit Fermenten aus der vielseitigen chemischen Fabrik im kleinen Bienenkörper angereichert.

Die Bienen sammeln das Harz bevorzugt an sonnigen Hochsommertagen um die Mittagszeit. Das hat einen guten Grund. Baumharz ist eine zähe Masse, doch in der Wärme wird es weich und für die Biene leichter zu bearbeiten. Ist das Harz hart, beißt es die Biene ab. Sonnenwarmes weiches Harz dagegen packt sie mit den Mandibeln, bewegt den Kopf nach hinten, so dass sich das Harz zu einem Faden auszieht und schließlich abreißt. Mit den beiden Vorderbeinen formt die Biene die Masse zu Klumpen und verpackt sie zum Transport als „Kittharzhöschen" an den Hinterbeinen. Die Bienen verwenden Propolis nicht nur zum Abdichten von Fugen und Ritzen, sondern auch als „Seuchenteppich" am Flugloch. Jede Biene, die vollbepackt von einem Sammelflug in den Stock zurückkehrt, muss über diesen Seuchenteppich. Dabei werden Keime und Bakte-

rien abgetötet und erst die solcherart dekontaminierte Biene darf in den Stock.

In einem Bienenstock herrscht im Hochsommer eine Temperatur bis zu 35 Grad, die Luft ist verhältnismäßig feucht, und es leben bis zu 50.000 Einzelwesen auf engstem Raum zusammen. Trotzdem sind die hygienischen Verhältnisse in einem Bienenstock besser als in jedem noch so steril gehaltenen Operationssaal. Dringt etwa eine Maus in den Bienenstock ein, was gelegentlich vorkommt, so können die Bienen den Eindringling totstechen. Sie können aber den Kadaver der Maus nicht aus dem Bienenstock entfernen, dafür ist er

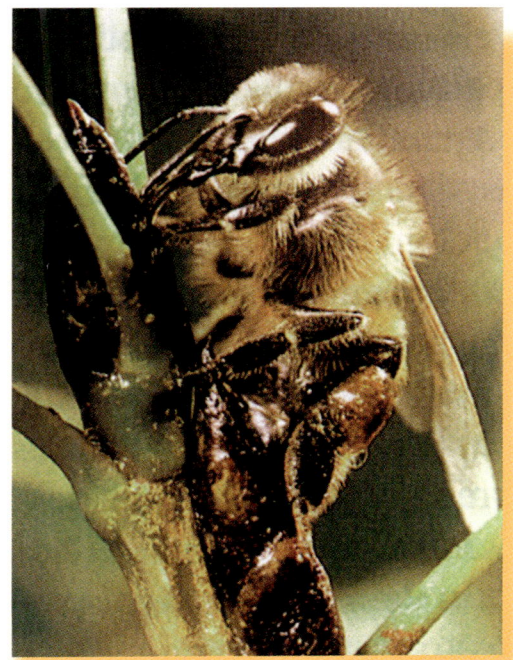

Bienen sammeln Propolis vornehmlich an heißen Sommertagen

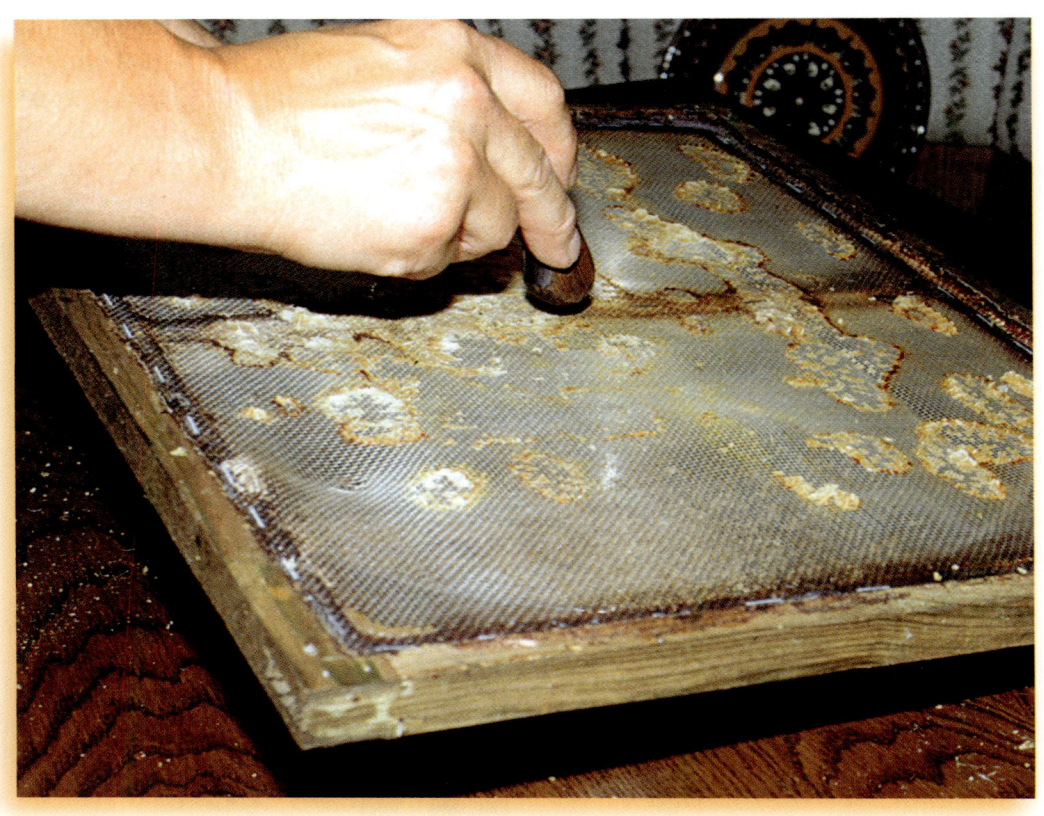

Die Bienen überziehen das dafür eigens eingebrachte Gitter mit Propolis

viel zu groß. Deshalb überziehen sie ihn mit einer Schicht Propolis, der Kadaver wird praktisch mumifiziert. Luftdicht abgeschlossen, ist er für Bakterien unzugänglich und kann den Bienenstock nicht verseuchen.

Diese Eigenart der Bienen, alles Fremde im Stock mit Propolis zu überziehen, macht sich der Imker zunutze. Er stellt ein sogenanntes „Propolisgitter" in den Stock, um möglichst reine Propolis zu ernten. Die Bienen überziehen nämlich das Gitter mit einer Schicht Propolis, und diese ist frei von Wachs und anderen Stoffen. Haben die Bienen diese Arbeit abgeschlossen, nimmt der Imker das Gitter aus dem Stock und legt es für einige Zeit in die Tiefkühltruhe. Die gefrorene Propolis springt dann in Blättchen ab, wenn man das Gitter leicht durchbiegt. Ist die Propolis frei von Verunreinigungen, so können diese Plättchen zu Granulat oder Pulver vermahlen werden.

Eine lange Liste von Wirkstoffen

Unterzieht man Propolis einer chemischen Analyse, so fällt auf: Egal, wo sie gesammelt wurde, enthält sie annähernd die gleichen Bestandteile, wenn auch in unterschiedlichen Anteilen. Im Wesentlichen sind das etwa 50 % Harze und Balsam, große Mengen ätherischer Öle (deshalb riecht Propolis immer sehr intensiv), organische Säuren, Aminosäuren, Eisen, Kupfer, Mangan, Zink, einige Vitamine und, was besonders wichtig ist, ein hoher Gehalt an Flavonoiden.

So ähnlich die Bestandteile sind, kann man trotzdem nicht von einer konstanten Zusammensetzung der Propolis sprechen. Dieser Umstand bereitet allerdings nur den Chemikern Kopfzerbrechen: Sie können für Propolis keine chemische Formel aufstellen.

Flavonoide kommen in den Pflanzen als farblose oder gelblich gefärbte chemische Verbindungen vor. Vom molekularen Aufbau her sind sie mit den Aromastoffen verwandt, haben aber die Funktion von Begleitstoffen der Vitamine. Flavonoide können die Wirkung von Vitaminen um ein Vielfaches verstärken. Außerdem werden Flavonoide vom Organismus sehr rasch aufgenommen. Entsprechende Untersuchungen haben ergeben, dass der Körper Flavonoide innerhalb von 20 Minuten aufnimmt und deren Wirkung bis zu 72 Stunden anhält. Sie können die Hirn-Blutschranke passieren und tragen als Gehirnzellenschutz zu verbesserter Zellversorgung bei. Das fördert die geistige Wachheit und Beweglichkeit, verbessert die Gedächtnisfunktion und verhindert vorzeitige Alterserscheinungen. Im gesamten Organismus wirken Flavonoide als „Kraftstoff" für das Immunsystem. Die Flavonoide der Propolis stärken T- und B-Lymphozyten und regen die Thymusdrüse zu verstärkter Aktivität an.

Die Verstärkung der Wirkung hat für jene Vitamine, die als „Radikalenfänger" gelten, besondere Bedeutung. Das sind die Vitamine C, E und Beta-Carotin. Die Flavonoide verstärken die Wirksamkeit von Vitamin C bis zum Zwanzigfachen, jene von Vitamin E sogar bis zum Fünfzigfachen. „Freie Radikale" sind sauerstoffhaltige molekulare Bruchstücke, die den Zellkern schädigen und zur Tumorbildung beitragen können. Bei unserer heutigen Lebensweise wird der Körper durch Umweltgifte, Medikamente, Genussgifte und Lebensmittelbegleitstoffe mit Radikalen geradezu überschwemmt. Die Vitamine C, E und Beta-Carotin neutralisieren diese gefährlichen Zellschädlinge und verhindern damit die Entwicklung entarteter Zellen. Die Flavonoide der Propolis potenzieren die Wirkung der „Radikalenfänger" und sind damit ein wichtiger Schutzfaktor für die Zellen. Dieser Umstand rechtfertigt es, Propolis als natürliches Mittel zur Krebsvorbeugung zu bezeichnen.

Propolis gegen Bakterien, Viren und Pilze

Die Wirkung der Propolis ist in erster Linie antiseptisch und antibakteriell. Die alten Ägypter verwendeten Propolis zum Einbalsamieren der Mumien, und Aristoteles kannte im vierten vorchristlichen Jahrhundert die Wirksamkeit der Propolis bei eitrigen Wunden. Das deutet schon auf die antiseptischen und antibakteriellen Eigenschaften der Propolis hin. Aber heute sind wir nicht auf Andeutungen angewiesen – unzählige wissenschaftliche Untersuchungen bestätigen diese Eigenschaften der Propolis auf eindrucksvolle Weise, und sie nennen als Ursache die ausgewogene Wirkstoffkombination aus ätherischen Ölen, Flavonoiden, Enzymen und den „Beistoffen".

In den Fünfzigerjahren des vorigen Jahrhunderts untersuchten dänische Forscher die Wirksamkeit der Propolis gegen Tuberkelbazillen und stellten fest, dass deren Wachstum durch Propolis gehemmt wurde. Weitere Untersuchungen mit anderen Bakterien erbrachten den Nachweis, dass Propolis gegen 24 der 39 untersuchten Bakterienstämme höchst wirksam war. Von derselben Forschergruppe durchgeführte Untersuchungen mit Pilzen zeigten ein noch beeindruckenderes Ergebnis: Alle 20 Proben von Pilzen wurden von Propolis erfolgreich bekämpft! Ähnliche Untersuchungen wurden in der Slowakei an 18 Arten von Hautpilzen durchgeführt. Bei allen zeigte sich Propolis als wirksam. Und wie der polnische Arzt und „Propolis-Professor" Stanislaw Scheeler in seinem 1980 erschienenen Bericht mitteilt, ist Propolis auch bei *Candida* hoch wirksam. Scheeler untersuchte diese Mikroorganismen, durch welche die häufig auftretende Scheidenentzündung ausgelöst wird, und stellte fest, dass diese langwierige Entzündung mit der Propolis-Behandlung in spätestens zwei Wochen geheilt werden kann. Die Propolis wird für diesen Zweck in Bienenwachs als Vaginalzäpfchen verabreicht.

Die Kenntnis von der Wirkung der Propolis gegen Bakterien und Pilze ist gerade heute von großer Bedeutung. Einerseits sind Pilz- und Schmierinfektionen mit Eitererregern weit verbreitet, andererseits nehmen die gegen pharmazeutische Mittel resistenten Pilz- und Bakterienstämme immer mehr zu. Gegen Propolis gibt es keine Resistenz, und was für den Patienten wichtig ist, es gibt auch keine Nebenwirkungen. Die einzige Einschränkung besteht bei Pollenallergie. In diesem Fall kann es auch bei Propolisanwendung durch die im Harz eingeschlossenen Pollen zu allergischen Reaktionen kommen. Sie hören aber sofort auf, wenn man die Einnahme von Propolis einstellt. Wird Propolis als Salbe verwendet, so sind die Pollenanteile selbst bei einer ausgeprägten Pollenallergie zu gering, um allergische Reaktionen hervorzurufen.

Propolis gegen Grippe, Herpes und Hämorrhoiden

Was in der Volksmedizin seit Generationen bekannt ist, erhielt vor einigen Jahren auch die Bestätigung durch die medizinische Forschung: Propolis hilft gegen Grippe – und zwar vorbeugend genauso wie lindernd. Man verrührt dazu Propolis-Tinktur in Honig – etwa zwei Esslöffel Propolis-Tinktur auf 100 g Honig – und nimmt zu Grippezeiten davon täglich morgens einen Esslöffel voll. Eine zweite Möglichkeit besteht in der Einnahme von Propolis-Tinktur in lauwarmem Kräutertee.

Die Wirksamkeit der Propolis gegen Grippe belegt, dass das Kittharz aus dem Bienenstock auch gegen Viren wirkt. Bekanntlich sind Antibiotika gegen Viren nutzlos. Nicht so Propolis – und das zeigt sich auch bei einer weiteren unangenehmen und weit verbreiteten Virusinfektion, jener mit den Herpes-Viren. Sie verursachen Herpes zoster, die Gürtelrose, Herpes genitales und Herpes labialis, die „Fieberbläschen" auf Lippen und Mundschleimhaut. Herpes-Infektionen sind zwar nicht lebensbedrohend, aber die Bläschen sind schmerzhaft und jucken. Sie tun es aber nur so lange, bis man zur Propolis-Tinktur greift. Tupft man diese auf die Bläschen, verschwinden letztere meist innerhalb von ein oder zwei Tagen völlig. Schmerz und Juckreiz hören sofort auf. Die Propolis-Tinktur sollte zumindest eine 10-prozentige Lösung sein, d.h. im 70 %igen Alkohol sollen mindestens 10 % Propolis gelöst sein.

Eines soll an dieser Stelle gesagt sein: Gerade Virusinfektionen wie Herpes brauchen einen entsprechenden „Nährboden", um sich entfalten zu können. Das ist meist eine ungesunde, viel zu eiweißreiche Ernährung. Man kann nun mit Propolis die schmerzhaften oder lästigen Symptome zwar rasch beseitigen. Ändert man aber nichts an den Voraussetzungen für das Auftreten der Erkrankung, wird man die Symptome immer wieder beseitigen müssen. Eine völlige Ausheilung einer Erkrankung an Herpes setzt eine vernünftige Ernährung voraus.

Ein Leiden, über das niemand gerne spricht, wird vor allem durch sitzende Tätigkeiten und Bewegungsmangel ausgelöst: Hämorrhoiden. Sie sind die – oft sehr schmerzhaft – spürbaren Auswirkungen einer gestörten Funktion von Leber und Pfortader.

Hämorrhoiden gibt es nicht erst in der heutigen Zeit der „sitzenden Berufe". Sie waren auch schon unseren Vorfahren bekannt. Damals rückten allerdings nicht die Chirurgen aus, um die Hämorrhoiden zu entfernen, sondern die Kräuterweiblein, um das Harz bestimmter Bäume zu sammeln und daraus zähe Harzsalben zu bereiten. Weil die Bienen ebenfalls Harz sammeln und daraus die Propolis bereiten, ist es heute sicher sinnvoller, Propolissalben gegen

Hämorrhoiden zu verwenden. Erfahrungsberichte bestätigen die Wirksamkeit. So kann Propolis in Rizinusöl gelöst und auf diese Weise gut aufgetragen werden. Diese Anwendung lindert vor allem die manchmal auftretenden starken Schmerzen und mindert die Schwellungen.

Propolis gegen Brandwunden und Akne

Schon die Ärzte der Antike wussten die Heilkraft der Propolis bei Brandwunden zu nutzen. Allerdings sollte man heutzutage zur Herstellung einer Wundsalbe mit Propolis besser Olivenöl statt Schweineschmalz verwenden. Überhaupt ist für großflächige Wunden wie Brand- oder Schürfwunden die Ringelblumensalbe mit Propolis ideal (das Rezept finden Sie im Kapitel „Spezielle Propolis-Rezepte"). Propolis sorgt für eine rasche Verschorfung der Wunde, regt die Lymphproduktion an, und nach dem Abheilen der Wunde bleiben nur in den seltensten Fällen Narben zurück.

Propolis löst nicht nur Hautprobleme, die durch Verletzungen hervorgerufen werden. Auch bei Akne hat sich das Kittharz als wirkungsvolles Heilmittel erwiesen. Es geht hier vor allem um die „Akne conglobata", die an einzelnen Hautpartien auftritt und eine sehr unangenehme, oft Jahrzehnte dauernde Hauterkrankung darstellt, und nicht so sehr um die pubertären Pusteln, von denen ein Großteil der Jugendlichen verunstaltet wird. Letztere verschwinden meist, sobald der Hormonhaushalt sein Gleichgewicht gefunden hat. Selbstverständlich kann man auch bei der Jugendakne die sichtbaren und juckenden Auswirkungen mit Propolis beseitigen. Propolis bringt die entzündeten Pusteln rasch zum Abheilen.

Der anderen, gravierenden Form der Akne rücken manche Hautärzte auch heute noch mit Antibiotika und Cortison-Salben zu Leibe und wundern sich, dass die Heilungserfolge trotz dieser schweren Geschütze oftmals ausbleiben. Dabei gibt es eine Reihe von Untersuchungen zur Wirksamkeit der Propolis gegen Akne conglobata. In den meisten Fällen reichte eine zwei- oder dreimalige Behandlung mit Propolissalbe und -tinktur, damit die betroffenen Hautpartien entzündungsfrei waren. Innerhalb weniger Wochen konnte in den meisten Fällen eine vollständige Abheilung dieser sonst langwierigen und sehr unangenehmen Hauterkrankung erreicht werden.

Propolis gegen Tennisarm, Ischialgie und Arthritis

Der „Tennisarm" ist eine sehr schmerzhafte Entzündung von Muskel, Sehne und Sehnenscheide im Ellbogenbereich. Er wird durch eine übermäßige Belastung des Unterarmes hervorgerufen. Tennisspieler sind zwar das klassische Opfer dieses Leidens – deshalb auch die Namensgebung –, aber bei weitem nicht die einzigen Betroffenen. Wer täglich stundenlang in die Computertastatur tippt, kann die Unterarme genauso überlasten wie ein Tennisspieler.

Die Antwort der Schulmedizin auf dieses schmerzhafte Leiden ist meistens die Empfehlung einer Operation. Die Empfehlung, Propolissalbe zu verwenden, hört man – noch – verhältnismäßig selten. Dabei zeigen Erfahrungsberichte Betroffener, dass Propolissalbe nicht nur die Schmerzen lindert, sondern tatsächlich zu einem Abheilen der Entzündungen führen kann. Propolissalbe wird dreimal täglich dick auf den entzündeten Teil im Ellbogenbereich aufgetragen. Wendet man Salbenumschläge an, so sollen diese zweimal täglich erneuert werden. Der Arm muss ruhiggestellt werden, Bewegungen der entzündeten Sehne sollen auf jeden Fall vermieden werden. Zu Beginn der Anwendung der Propolissalbe können die Schmerzen zunehmen, spätestens am dritten Tag tritt jedoch eine deutliche Besserung ein. Nach Verlauf einer Woche sind die Schmerzen meist völlig abgeklungen. Verwendet man die Propolissalbe dann weiter und schont trotz Schmerzfreiheit den Arm, ist in den meisten Fällen ein gänzliches Abheilen der Entzündung zu erwarten.

Ähnlich wie beim Tennisarm wirkt die Propolissalbe auch bei Sehnenscheidenentzündungen und Schleimbeutelentzündungen. Sogar bei äußerst schmerzvollen Ischialgien wird durch Salbenumschläge mit Propolissalbe meist eine deutliche Linderung erreicht. Oft genug wird berichtet, dass die Propolissalbe die Entzündung des Ischiasnervs gänzlich zum Abheilen bringt. In so einem Fall sollte man jedoch den Ursachen für die Ischialgie auf den Grund gehen. Nur wenn man diese kennt und dann idealerweise auch beseitigen kann, wird man künftig von diesem quälenden Leiden verschont bleiben.

Unregelmäßigkeiten oder einseitige Überbelastungen im Bereich der Hals- und Brustwirbelsäule können zu starken Verspannungsschmerzen führen, aber auch zu Bandscheibenschäden. In seinem 1980 publizierten Bericht über die Erfahrungen mit Propolissalbe schreibt der Tiroler Arzt Dr. Emil Eckl, dass deren hervorstechendste Vorzüge die schnelle und deutliche Schmerzlinderung seien. Bei Gelenkserkrankungen komme die Verminderung der morgendlichen Gelenkssteifigkeit dazu.

Mit Propolissalbe werden zudem Arthrosen behandelt, schmerzhafte Abnützungs- und Degenerationserscheinungen vor allem an Hüft- und Kniegelenken. Auch bei akuten Fällen von Arthritis kann durch Umschläge mit Propolissalbe eine rasche Linderung erreicht werden. Propolissalbe bewirkt oftmals die völlige Ausheilung der Arthritis.

Kein Allheilmittel – aber fast

Die Aufzählung aller jener Leiden und Beschwerden, bei denen Propolis lindert oder heilt, ließe sich noch seitenlang fortsetzen. Es sind vor allem entzündliche Prozesse, gegen welche Propolis – als Salbe oder Tinktur – eine sehr gute Wirkung zeigt. Propolis ist ein natürliches Antibiotikum, hochwirksam und nebenwirkungsfrei.

In letzter Zeit wurde von Heilerfolgen mit Propolissalbe selbst bei der hartnäckigen Schuppenflechte berichtet. In diesem Fall wird die Propolis-Anwendung durch eine Spezialdiät ergänzt. Gute Erfahrungen mit Propolissalbe und -tinktur gibt es weiters bei entzündlichen Erkrankungen im Hals-Nasen-Ohren-Bereich und im Augenumfeld. Zahnfleischentzündung, Zahnfleischschwund, Rachen-, Mandel- und Kehl-kopfentzündungen sprechen auf die Heilwirkung der Propolis genauso an wie Entzündungen und Abszesse im äußeren Gehörgang, Bindehaut- und Lidrandentzündungen und das Gerstenkorn.

Propolis hilft bei Durchblutungsstörungen der Haut und der Gliedmaßen, vor allem der Beine. In einem solchen Fall wird die Propolissalbe sanft in die Haut einmassiert. Auf gleiche Art wird die Propolissalbe bei rheumatischen Muskel- und Gelenksschmerzen angewendet, eventuell auch als Salbenumschlag. Bei Krampfadern, einem weiteren Anwendungsgebiet für die Propolissalbe, darf diese dagegen nur aufgetragen, aber nicht einmassiert werden.

Bei zahlreichen inneren Erkrankungen kann Propolis zumindest ergänzend zur ärztlich verordneten Therapie verwendet werden. Viele Infektionen und Entzündungen lassen sich mit Propolis-Tinktur heilen, und das, ohne die nützlichen Darmkeime zu zerstören. Viele Antibiotika können nicht zwischen schädlichen fremden und nützlichen körpereigenen Keimen und Bakterien unterscheiden und vernichten alle – vorausgesetzt, die Bakterien sind nicht schon resistent. Propolis dagegen kann sehr wohl zwischen körpereigenen Keimen und schädlichen Bakterien unterscheiden: Letztere werden vernichtet, die nützlichen bleiben unangetastet. Und zumindest in den letzten 2500 Jahren ist es noch keinem Bakterienstamm gelungen, gegen Propolis eine Resistenz zu entwickeln.

Propolis ist auch sehr wirksam bei der Nachbehandlung des Darms nach Antibiotika- oder Strahlentherapie, bei Darmträgheit oder Durchfall; ebenso bei Magengeschwüren, Zwölffingerdarmgeschwüren, Leberentzündungen und Gelbsucht.

Allgemein – und auch vorbeugend – wirkt Propolis anregend auf den gesamten Organismus, stärkt das Altersherz, beugt Arterienverkalkung vor und harmonisiert das Nervensystem, so dass Schlaflosigkeit, Nervosität, nervöse Erschöpfungszustände und chronische Müdigkeit beseitigt werden. Zudem wird das Immunsystem gestärkt.

Propolis regt die Selbstheilungskräfte des Körpers an. So ist es auch zu erklären, dass Propolis oft bei einer medizinischen Therapie, die nicht so richtig anspricht, den Durchbruch bringt und der Therapie zum Erfolg verhilft.

Diese vielfältigen Anwendungsmöglichkeiten der Propolis sollten nicht dazu verleiten, auf den Rat eines Arztes zu verzichten. Ihr Arzt muss auf jeden Fall abklären, ob Ihre Beschwerden tatsächlich jene sind, für die Sie sie halten! Eine Selbstdiagnose kann falsch und deshalb für Ihre Gesundheit sehr gefährlich sein!

Spezielle Propolis-Rezepte

Rohpropolis in der Form, wie sie der Imker mit Hilfe des Propolisgitters erntet, weist meist Verunreinigungen auf. Das können Wachsbestandteile, kleine Holzsplitter von den Rähmchen, Beine oder Flügel von Bienen sein. Der Imker beseitigt diese Verunreinigungen, und was er dann zum Verkauf anbietet, ist die bereits gereinigte Propolis. Sie kann die Form von grobem Granulat oder von fein gemahlenem Pulver haben. Für die Herstellung von Propolis-Tinktur, Propolis-Salbe und von Cremen mit Propolis ist das feine Pulver unbedingt vorzuziehen.

PROPOLIS-TINKTUR

Propolis-Tinktur wird entweder in der konzentrierten Form oder verdünnt in Kräutertee oder Wasser eingenommen, dient somit vor allem der Behandlung innerer Beschwerden oder deren Vorbeugung. Sie kann aber auch äußerlich angewendet werden, beispielsweise zur Bekämpfung von Herpes-Bläschen.

Als Zutaten für Propolis-Tinktur benötigt man gereinigte, zu feinem Pulver gemahlene Propolis und 70 %igen medizinischen Alkohol. Man kann auch den 96 %igen Alkohol verwenden. Geringer

als 70 % sollte der Alkoholgehalt jedoch nicht sein – andernfalls wird der Wassergehalt zu hoch. Man kann 10- oder 20 %ige Propolis-Tinktur herstellen. Man gibt dazu Propolis in ein verschließbares Glas und gießt mit dem Alkohol auf. Für eine 10 %ige Tinktur kommen 10 g Propolis auf 100 ml Alkohol, für 20 %ige Tinktur 20 g. Man verschließt das Glas und schüttelt den Ansatz gut durch. Dann lässt man ihn an einem dunklen Ort bei Zimmertemperatur 14 Tage stehen, schüttelt ihn aber zweimal täglich gut durch. Danach wird die Tinktur durch einen Kaffeefilter abgegossen. Bei reiner, pulverförmiger Propolis kann man auf den Filter unter Umständen verzichten, weil hier die Propolis kaum Verunreinigungen enthalten dürfte. Die fertige Tinktur wird in dunkle Glasfläschchen abgefüllt und bis zum Gebrauch lichtgeschützt aufbewahrt. Weder das Propolispulver noch die fertige Tinktur dürfen über 40 °C erwärmt werden!

Anwendungsbeispiele:

Bei **Erkältungen** gibt man 15 bis 20 Tropfen einer 20 %igen Propolis-Tinktur in eine Tasse handwarmen Kräutertee. Diese Mischung trinkt man dreimal täglich.

Bei **Hals- und Rachenentzündungen** kann man mit der Propolis-Tinktur gurgeln. Man nimmt dazu ein bis zwei Teelöffel der Tinktur und gurgelt damit so lange, bis sie durch Anreicherung mit Speichel ausreichend verdünnt ist und geschluckt werden kann.

Gegen **Magengeschwüre** hat sich folgende Anwendung bewährt: Man gibt 30 Tropfen Propolis-Tinktur in einen Achtelliter lauwarme Milch. Diese Mischung trinkt man täglich vor jedem Essen.

Schlecht heilende **Wunden** bestreicht man mehrmals täglich mit Propolis-Tinktur. Man verwendet dazu am besten einen weichen Pinsel oder einen Wattebausch. Die solcherart behandelten Wunden heilen meist rasch ab.

Gegen **Leber- oder Nierenentzündung** und zur Linderung der damit verbundenen Beschwerden gibt man 30 Tropfen Propolis-Tinktur in eine Tasse lauwarmen Brennnesseltee. Diese Mischung trinkt man dreimal täglich, am besten jeweils eine Stunde vor einer Mahlzeit.

PROPOLIS-HEILSALBEN

Propolis-Tinktur enthält einen sehr hohen Anteil an Alkohol. Für die Verwendung zur Salbenherstellung ist die Tinktur mit dem verhältnismäßig geringen Propolisanteil von 10 oder 20 % und dem hohen Alkoholanteil deshalb weniger geeignet. Für die Salbenherstellung soll möglichst viel Propolis in möglichst wenig Alkohol aufgelöst werden. Um das zu erreichen – d.h. nicht Propolis-Tinktur, sondern Propolis-Extrakt – geht man folgendermaßen vor: Zuerst stellt man, wie vorher beschrieben, Propolis-Tinktur her. Allerdings mit einem möglichst hohen Propolis-Anteil: 40 oder 50 g fein pulverisierte gereinigte Propolis kommen auf 100 ml Alkohol (70 %iger ist geeignet, 96 %iger ist günstiger – er kann mehr Propolis lösen und später verdunstet er rascher).

Die fertige Propolis-Tinktur lässt man sodann durch Verdunsten eindicken. Man gibt die Tinktur in ein offenes Glas und lässt dieses dann an einem warmen, staubfreien Ort stehen. Der Alkohol verdunstet verhältnismäßig rasch, und man erhält schließlich einen Propolis-Extrakt, der auf die Hälfte des ursprünglichen Volumens eingedickt ist, bis zu 70 % Propolis und nur noch wenig Alkohol enthält. Dieser Propolis-Extrakt ist ideal für die Herstellung von Propolis-Heilsalben geeignet.

An weiteren Zutaten werden benötigt: Bienenwachsplättchen, Lanolin (Schafwollfett), Olivenöl. Die Mengenanteile hängen davon ab, wie fett oder wie samtig die Salbe werden soll. Im Allgemeinen ergeben folgende Mengen eine samtige, nicht zu fette Salbe:

Zutaten
15 g Bienenwachsplättchen
30 g Lanolin
55 g Olivenöl
50 g Propolis-Extrakt

Für die Herstellung der Salbe werden Bienenwachsplättchen und Lanolin in

Propolis-Tinktur

Die Herstellung Schritt für Schritt

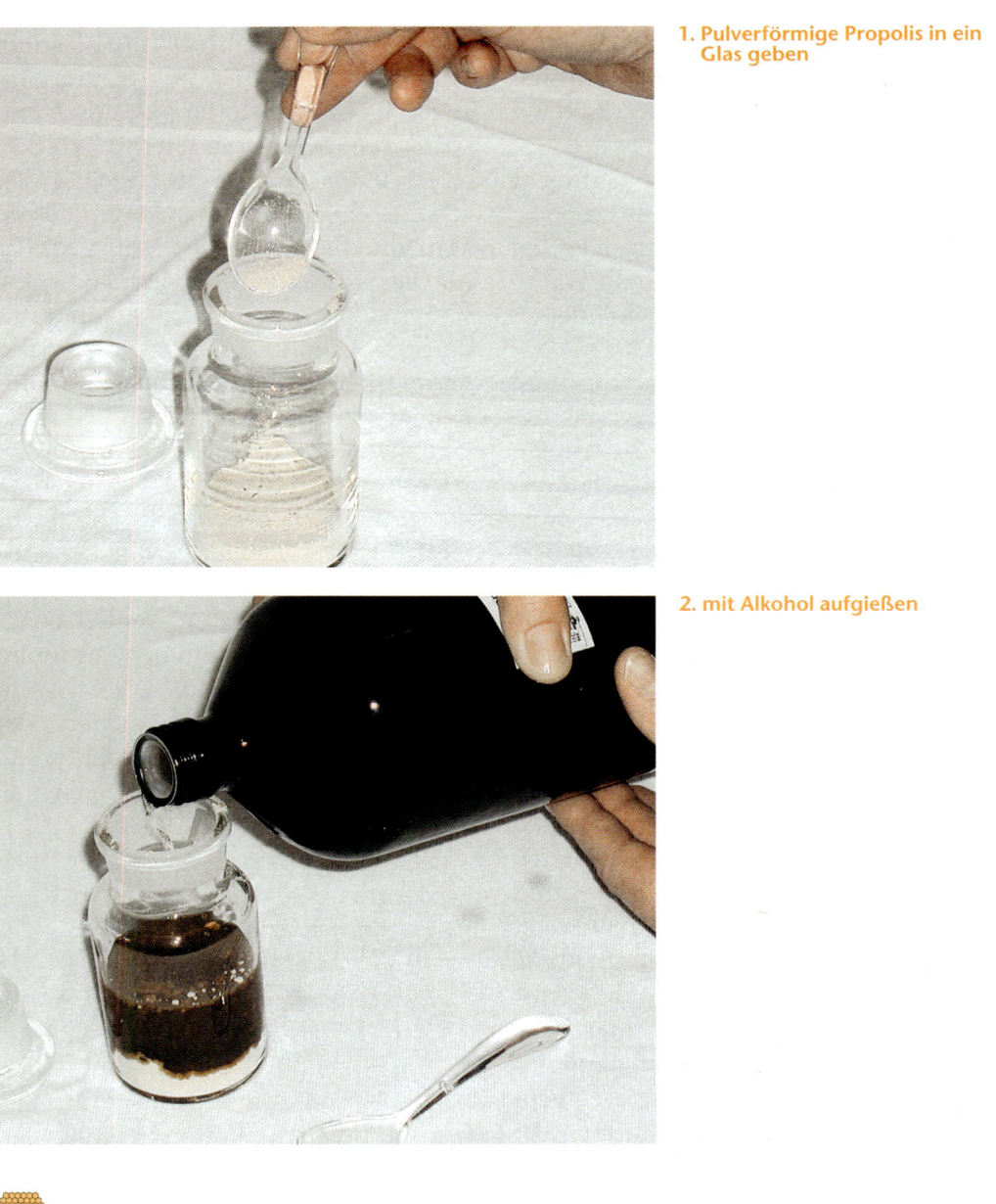

1. Pulverförmige Propolis in ein Glas geben

2. mit Alkohol aufgießen

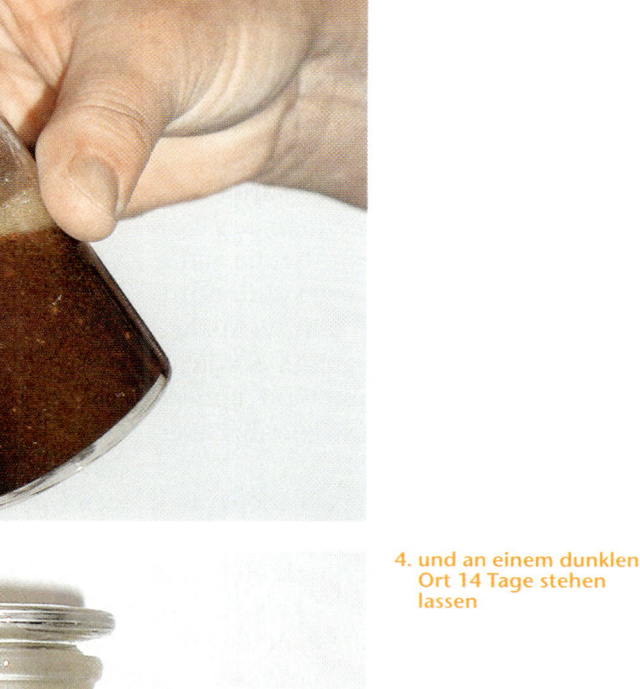

3. verschließen, gut
   durchschütteln

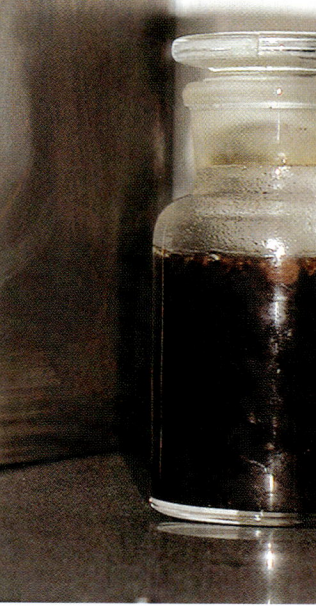

4. und an einem dunklen
   Ort 14 Tage stehen
   lassen

einem feuerfesten Becherglas im Wasserbad erwärmt, bis eine klare Schmelze entstanden ist. Die Erwärmung sollte 70 °C nicht übersteigen. Man nimmt das Glas aus dem Wasserbad, lässt die Schmelze unter ständigem Rühren etwas abkühlen und gibt dann das Olivenöl bei. Glatt rühren und unter häufigem weiterem Rühren auf Handwärme abkühlen lassen. Dann kann man den Propolis-Extrakt unterrühren. Ist die Salbe auf Zimmertemperatur abgekühlt, rührt man sie schön glatt und füllt sie in kleine Schraubdeckelgläser ab. Im luftdicht verschlossenen Glas kühl und dunkel gelagert ist diese Propolis-Heilsalbe über Jahre hinweg haltbar.

Es gibt eine Reihe verschiedener Rezepte für Propolis-Salben. Die Unterschiede beziehen sich fast ausschließlich auf die Salbengrundlage, also das, was im oben angeführten Rezept aus den natürlichen Grundstoffen Bienenwachs, Schafwollfett und Olivenöl hergestellt wird. Manche Rezepte nehmen als Salbengrundlage eine Mischung aus Lanolin und Vaseline. Aber letztere ist ein industriell hergestelltes Erdölprodukt, und das scheint im Zusammenhang mit der Bienenapotheke doch eher unpassend. Wer es trotzdem verwenden will – hier ist ein Rezept, das den Vorteil hat, wenig Zeit für die Herstellung zu beanspruchen: Für 100 g Propolissalbe vermischt man 10 g Lanolin mit 10 g Vaseline und fügt 10 g Propolis-Extrakt bei. Alle Zutaten werden zuvor im Wasserbad auf etwa 30 °C erwärmt. Die Propolis-Lanolin-Vaseline-Mischung wird gut durchgerührt und dann mit weiteren 70 g Vaseline fein vermengt. Anschließend kann die Salbe sofort verwendet werden. Diese Art der Herstellung von Propolissalbe ist sicher die rascheste und mit am wenigsten Aufwand verbundene und empfiehlt sich besonders, wenn „Not am Manne" ist.

Propolissalben für bestimmte Anwendungen

Für bestimmte Anwendungen, etwa gegen Gelenksrheuma oder zur Wundheilung, hat es sich als sehr vorteilhaft erwiesen, die Heilkraft der Propolis mit jener von pflanzlichen Wirkstoffen zu kombinieren. Das geht ganz einfach, indem man bei der Salbenherstellung anstelle des reinen Olivenöls einen konzentrierten Ölauszug der jeweiligen Heilpflanze verwendet.

Ölauszug von Blüten, Blättern oder krautigen Teilen von Heilkräutern:
Getrocknete Blüten, Blätter oder Teile des Krauts werden in einem verschließbaren Glas zur Gänze mit Olivenöl übergossen. Das verschlossene Glas wird für drei Wochen an einen warmen Ort gestellt, aber nicht in die pralle Sonne. Der Auszug sollte täglich geschüttelt werden. Nach drei Wochen wird der

Propolis Heilsalben

Die Herstellung Schritt für Schritt

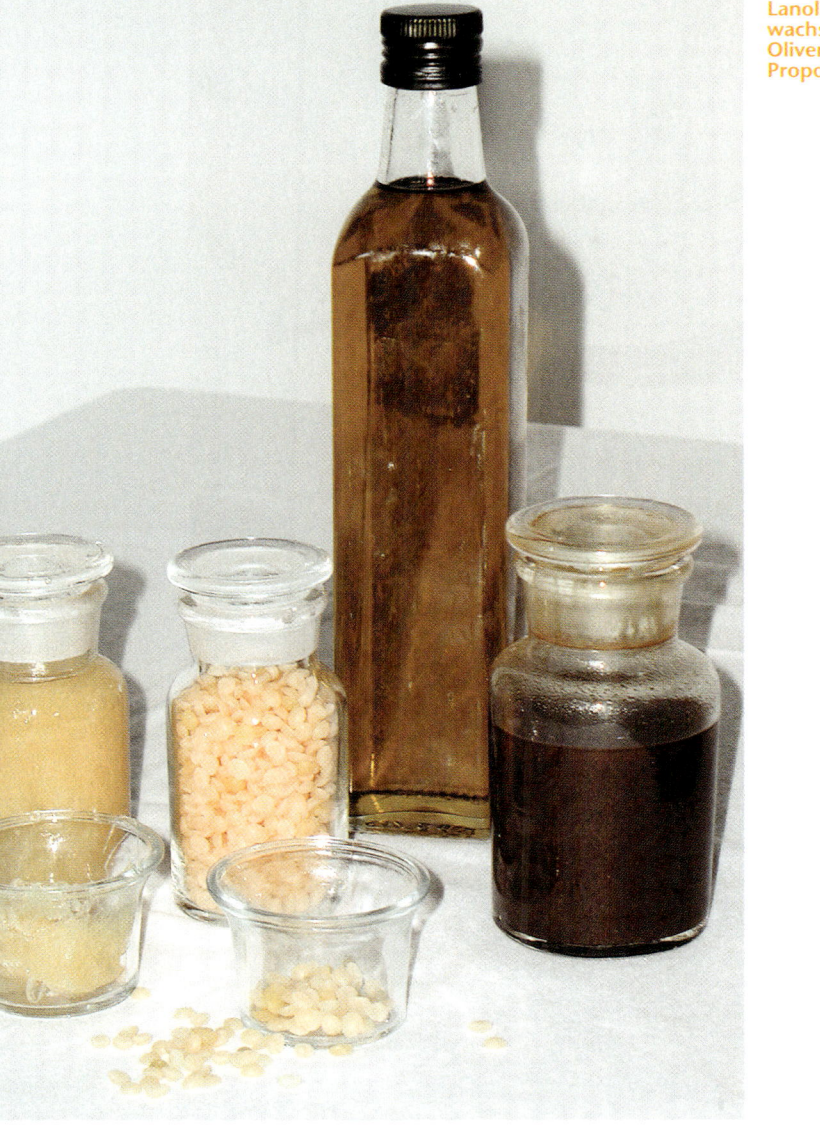

Die Zutaten:
Lanolin, Bienen-
wachsplättchen,
Olivenöl,
Propolis-Extrakt

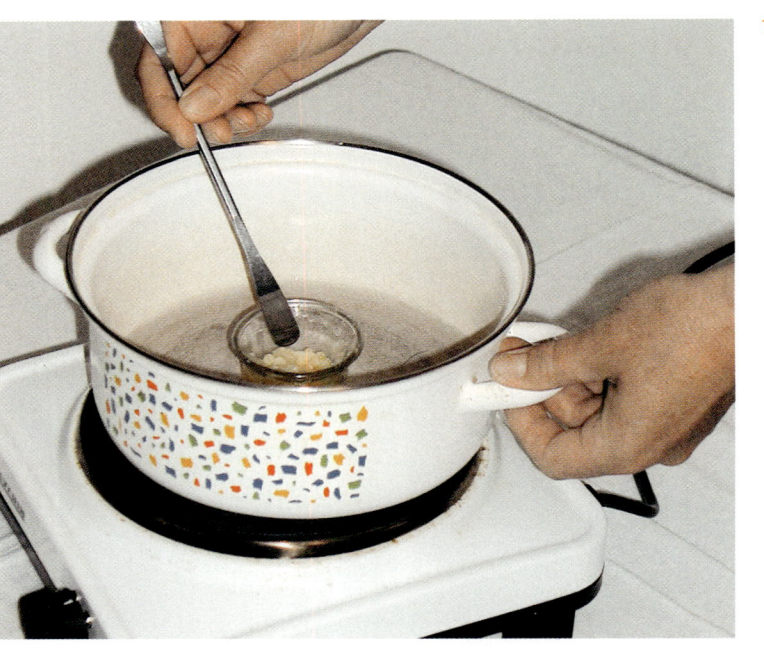

1. Bienenwachsplättchen und Lanolin im Wasserbad schmelzen

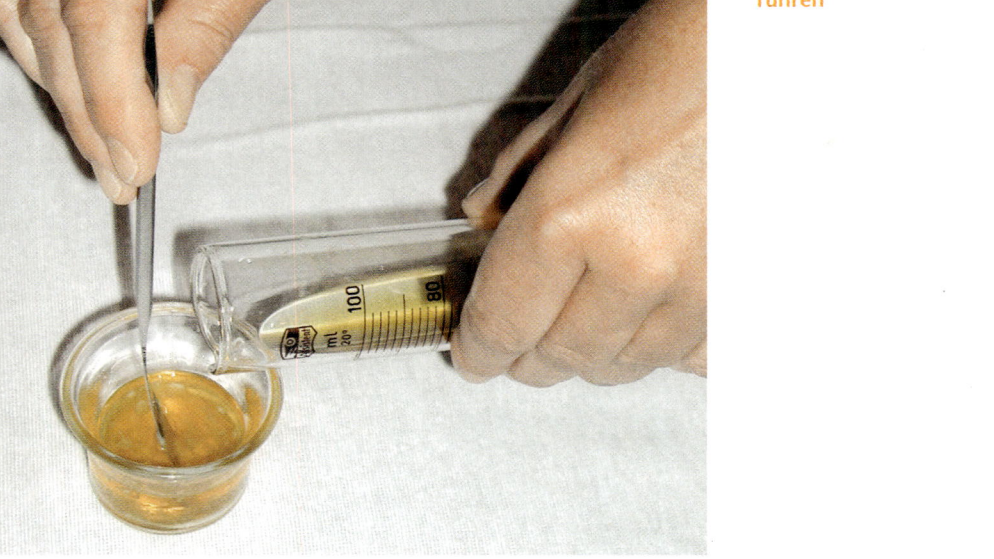

2. Schmelze etwas abkühlen lassen, dann das Olivenöl beigeben und gut durchrühren

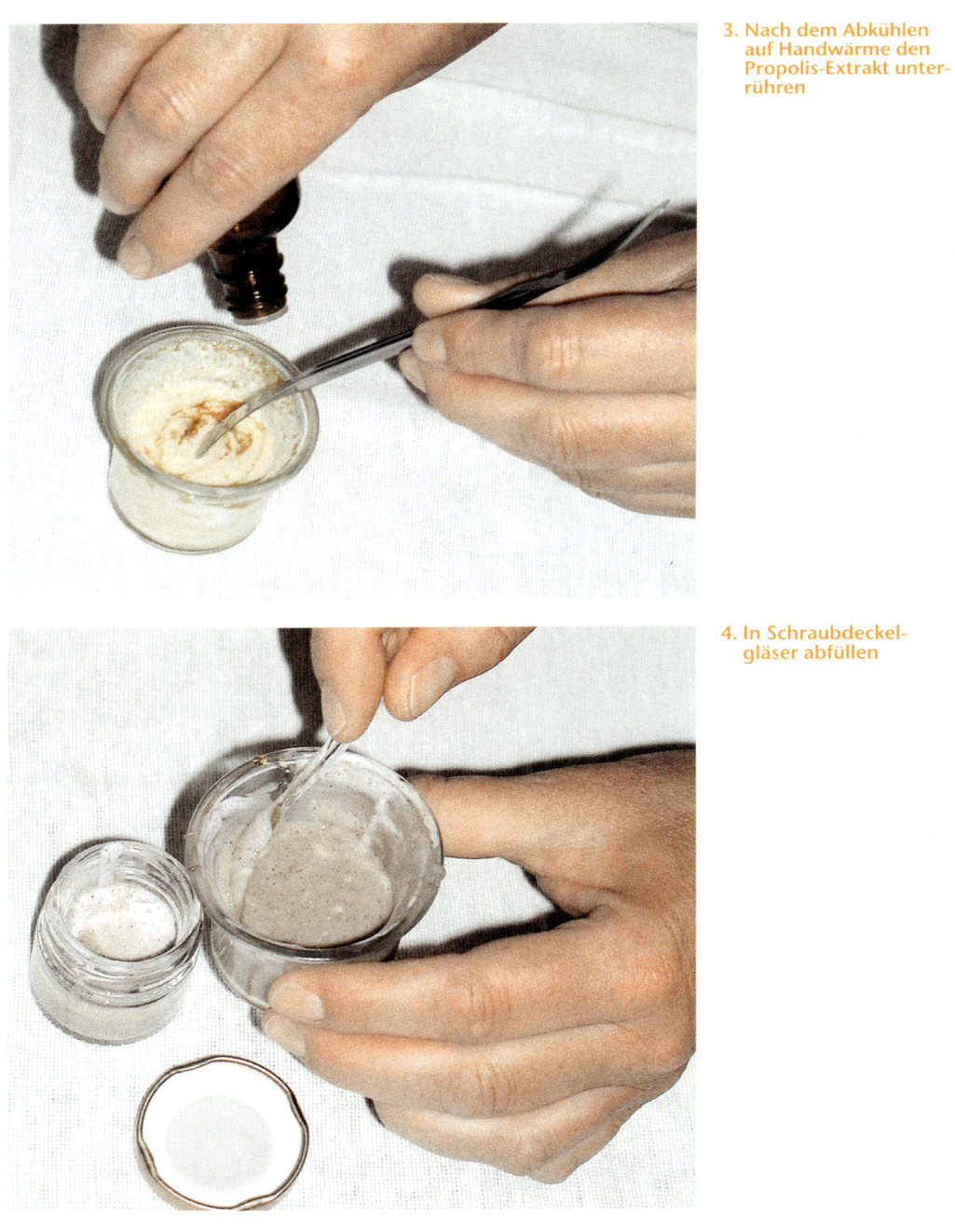

3. Nach dem Abkühlen
   auf Handwärme den
   Propolis-Extrakt unterrühren

4. In Schraubdeckel-
   gläser abfüllen

Ölauszug durch ein feines Sieb abgegossen und kann für die Salbenbereitung verwendet werden.

PROPOLIS-RINGELBLUMEN-SALBE

Für 150 g Salbe benötigt man

15 g Bienenwachsplättchen
30 g Lanolin
55 g konzentrierten Ringelblumen-Ölauszug
50 g Propolis-Extrakt

Herstellung wie vorher beschrieben. Die Propolis-Ringelblumen-Salbe ist eine in ihrer Wirkung kaum zu übertreffende Wundheilsalbe.

PROPOLIS-PAPPELKNOSPEN-SALBE

Der Ölauszug für diese Salbe wird – ausnahmsweise – nicht im kalten Ansatz gewonnen. Man gibt die Pappelknospen in eine Pfanne, übergießt sie mit Olivenöl und erhitzt das ganze, bis das Öl zu sieden beginnt. Etwa 15 Minuten bei wenig Hitze sieden, dann vom Herd nehmen, gut durchrühren und etwa zwei Stunden nachziehen lassen. Dann wird das Pappelknospenöl durch ein feines Teesieb abgegossen und steht für die Salbenbereitung zur Verfügung.

Für 150 g Propolis-Pappelknospen-Salbe benötigt man an **Zutaten** insgesamt

15 g Bienenwachsplättchen
30 g Lanolin
55 g Pappelknospenöl
50 g Propolis-Extrakt

Herstellung wie vorher beschrieben. Die Propolis-Pappelknospen-Salbe empfiehlt sich besonders für längerdauernde Salbenumschläge. Das enthaltene Pappelknospenöl verhindert die übermäßige Reizung der Haut.

PROPOLIS-WACHOLDER-BEEREN-SALBE

Für den Ölauszug werden die Wacholderbeeren halbiert und mit Olivenöl übergossen. Der Ansatz wird für drei Wochen an einen warmen Ort gestellt und täglich durchgeschüttelt. Danach wird er durch eine feines Teesieb abgegossen und steht für die Salbenbereitung zur Verfügung.
Für 150 g Propolis-Wacholderbeeren-Salbe benötigt man

15 g Bienenwachsplättchen
30 g Lanolin
55 g Wacholderbeeren-Ölauszug
50 g Propolis-Extrakt

Herstellung wie vorher beschrieben. Die Propolis-Wacholderbeeren-Salbe birgt konzentrierte Heilkraft für rheumatische Beschwerden, besonders für Gelenkrheumatismus. Sie ist auch für Salbenumschläge sehr gut geeignet.

PROPOLIS-JOHANNISKRAUT-SALBE

Zutaten

15 g Bienenwachsplättchen
30 g Lanolin
55 g Ölauszug von Johanniskrautblüten
50 g Propolis-Extrakt

Herstellung wie vorher beschrieben. Propolissalbe heilt Brandwunden, Johanniskrautöl heilt Brandwunden – wie konzentriert die Heilkraft der beiden ist, wenn man sie in der Propolis-Johanniskraut-Salbe vereinigt, muss wohl nicht näher erläutert werden!

HEILKOSMETISCHE PROPOLIS-CREMEN

Für viele Arten von Hautproblemen empfiehlt sich die Verwendung einer Hautcreme mit Zusatz von Propolis-Extrakt. Besonders bei trockener, zu Rissbildung und Entzündungen neigender Haut kann die tägliche Pflege mit einer propolishaltigen Creme das Problem lösen und zu gesunder, glatter Haut verhelfen.

Hautcremen mit Propolis sind in der Herstellung zwar etwas aufwändiger als Salben. Aber der Aufwand lohnt sich – und gar so kompliziert ist die Sache gar nicht, wie Sie im Folgenden sehen werden.

Im Gegensatz zu Salben, die nur aus Fett und Wirkstoffträgern bestehen, enthalten Cremen sowohl Fett als auch Wasser. Man spricht von einer „Fettphase" und einer „Wasserphase", die bei der Cremeherstellung dauerhaft miteinander verbunden werden sollen.

Nun haben Fett und Wasser die Eigenschaft, sich überhaupt nicht verbinden zu wollen. Gießt man Öl in Wasser, so trennt es sich selbst nach langem Rühren rasch wieder vom Wasser und bildet auf dessen Oberfläche einen Ölfilm. Beim Schutzmantel unserer Haut erfolgt diese Vermischung aber trotzdem und ständig aufs Neue, wenn die Talgdrüsen Fett und die Schweißdrüsen die wässrigen Bestandteile absondern. Das Geheimnis liegt in einem Stoff, den man Emulgator nennt. Demgemäß heißt die dauerhafte Vermengung von Fett und Wasser Emulsion. Die Schutzschicht der Haut, die Hydrolipidschicht, ist eine Emulsion, und eine Creme, die ja der Hydrolipidschicht entsprechen soll, muss ebenfalls eine Emulsion sein.
Um Öl und Wasser dauerhaft zu verbinden, braucht man also bei der Cremeherstellung einen Emulgator. Den geradezu idealen liefert das Wollfett der Schafe: Lanolin, oder genauer gesagt, Lanolin

anhydrid, weil es ja selbst kein Wasser enthalten soll. So hat Lanolin anhydrid, obwohl selbst ein Fett, die Fähigkeit, ein Mehrfaches seines eigenen Gewichts an Wasser aufzunehmen. Lanolin anhydrid ist in jeder Apotheke oder Drogerie erhältlich und hat zudem den Vorteil, dass es von jedem Hauttyp gut vertragen wird.

An Gerätschaft für die Herstellung von Propolis-Cremen braucht man nicht mehr, als ohnehin in jeder Küche vorhanden sein dürfte: einen größeren Kochtopf, zwei feuerfeste Bechergläser, idealerweise mit Messskala, eine Glasschüssel, ein Küchenthermometer und einen Rührstab oder Mixer und natürlich Tiegel oder kleine Schraubdeckelgläser zum Abfüllen der fertigen Creme.

An Zutaten benötigt man für die Fettphase Bienenwachs, Lanolin anhydrid und den Ölauszug einer Heilpflanze. Die Wasserphase besteht aus einem konzentrierten Aufguss – also einem Absud – derselben Heilpflanze. Der fertigen Creme wird schließlich der Propolisextrakt beigemengt.

Zuerst wird im Kochtopf Wasser auf rund 70 °C erhitzt. Es darf dampfen, aber nicht sieden oder kochen. Dann kommen Bienenwachs und Lanolin in eines der beiden Bechergläser und werden im Wasserbad geschmolzen. Sobald eine klare, gleichmäßige Schmelze entstanden ist, fügt man langsam und unter ständigem Rühren den Ölauszug hinzu. Diese Mischung bleibt im Wasserbad, bis sie sich auf knapp 70 °C erwärmt hat.

Der Kräuterabsud wird idealerweise mit destilliertem Wasser zubereitet. Mindestens die doppelte Menge an Kräutern, wie man sie für einen Teeaufguss verwendet, wird mit dem kochenden Wasser übergossen. Man lässt den Absud 10 Minuten ziehen und seiht ihn dann in das zweite Becherglas ab. Ist der Absud während der Ziehzeit auf unter 70 °C abgekühlt, stellt man das Becherglas in den Kochtopf ins Wasserbad. Sobald Fettphase und Wasserphase die gleiche Temperatur haben, wird die Wasserphase – der Absud – langsam unter die Fettphase gerührt.

Wichtig dabei!
Es wird immer die Wasserphase in die Fettphase eingebracht, nie das Fett in das Wasser! Die Fettphase wird dazu aus dem Becherglas in die Schüssel umgegossen und anschließend die Wasserphase tropfenweise und unter ständigem Rühren zugegeben.

Beim Rühren mit dem Mixer darf man nur einen einzelnen Rührbesen verwenden und sollte die Geschwindigkeit so niedrig wählen, dass die Creme keinesfalls schaumig gerührt wird!

Sind Fett- und Wasserphase gut miteinander verrührt, lässt man die Creme abkühlen und sich etwa eine halbe Stunde lang setzen. Sobald die Creme auf etwa 30 °C abgekühlt ist, kann man den Propolis-Extrakt langsam unterrühren.

Hat die Creme schließlich Zimmertemperatur erreicht, rührt man sie noch einmal gut durch und füllt sie dann in kleine Tiegel oder Schraubdeckelgläser ab. Wird die Creme kühl und lichtgeschützt aufbewahrt, ist sie mindestens ein halbes Jahr haltbar.

PROPOLIS-ARNIKA-CREME

Zutaten für etwa 250 g Creme

> 10 g Bienenwachsplättchen
> 40 g Lanolin anhydrid
> 100 ml Ölauszug von Arnikablüten
> 100 ml Absud von Arnikablüten
> 20 ml Propolis-Extrakt

Herstellung wie zuvor beschrieben. Die Propolis-Arnika-Creme ist eine Pflegecreme für unreine und fettige Haut. Sie trägt dazu bei, dass sich Poren nicht so leicht verstopfen und entzünden.

PROPOLIS-BLUTWURZ-CREME

Zutaten für etwa 250 g Creme

> 10 g Bienenwachsplättchen
> 40 g Lanolin anhydrid
> 100 ml Ölabsud von Blutwurzstücken
> 100 ml destilliertes Wasser
> 20 ml Propolis-Extrakt

Für diese Creme wird kein Ölauszug, sondern ein Ölabsud verwendet. 100 g kleingeschnittene Tormentill-(Blutwurz) Stücke werden mit etwa 150 ml Olivenöl übergossen und in einem emaillierten Topf (nicht aus Stahl oder Aluminium!) bis zum Sieden erhitzt. 30 Minuten sieden lassen, dann etwa eine Stunde ziehen und dabei abkühlen lassen. Schließlich durch ein feines Teesieb abgießen.

Weitere Herstellung wie zuvor beschrieben – bloß wird für die Wasserphase anstelle eines Absuds destilliertes Wasser verwendet. Die Propolis-Blutwurz-Creme ist eine milde Pflegecreme für stark strapazierte Haut. Als Gesichtscreme wirkt sie schützend und macht die Haut glatt und geschmeidig. Als Handcreme schützt sie vor rauen Händen und Rissen mit Neigung zu Entzündungen.

PROPOLIS-SCHACHTELHALM-CREME

Zutaten für etwa 250 g Creme

> 10 g Bienenwachsplättchen
> 40 g Lanolin anhydrid
> 100 ml Schachtelhalm-Ölauszug
> 100 ml Schachtelhalm-Absud
> 20 ml Propolis-Extrakt

Herstellung wie zuvor beschrieben. Die Propolis-Schachtelhalm-Creme ist eine pflegende, erfrischende und straffende Creme für großporige, unreine und schlecht durchblutete Haut.

Heilkosmetische Propolis-Cremen

Die Herstellung Schritt für Schritt

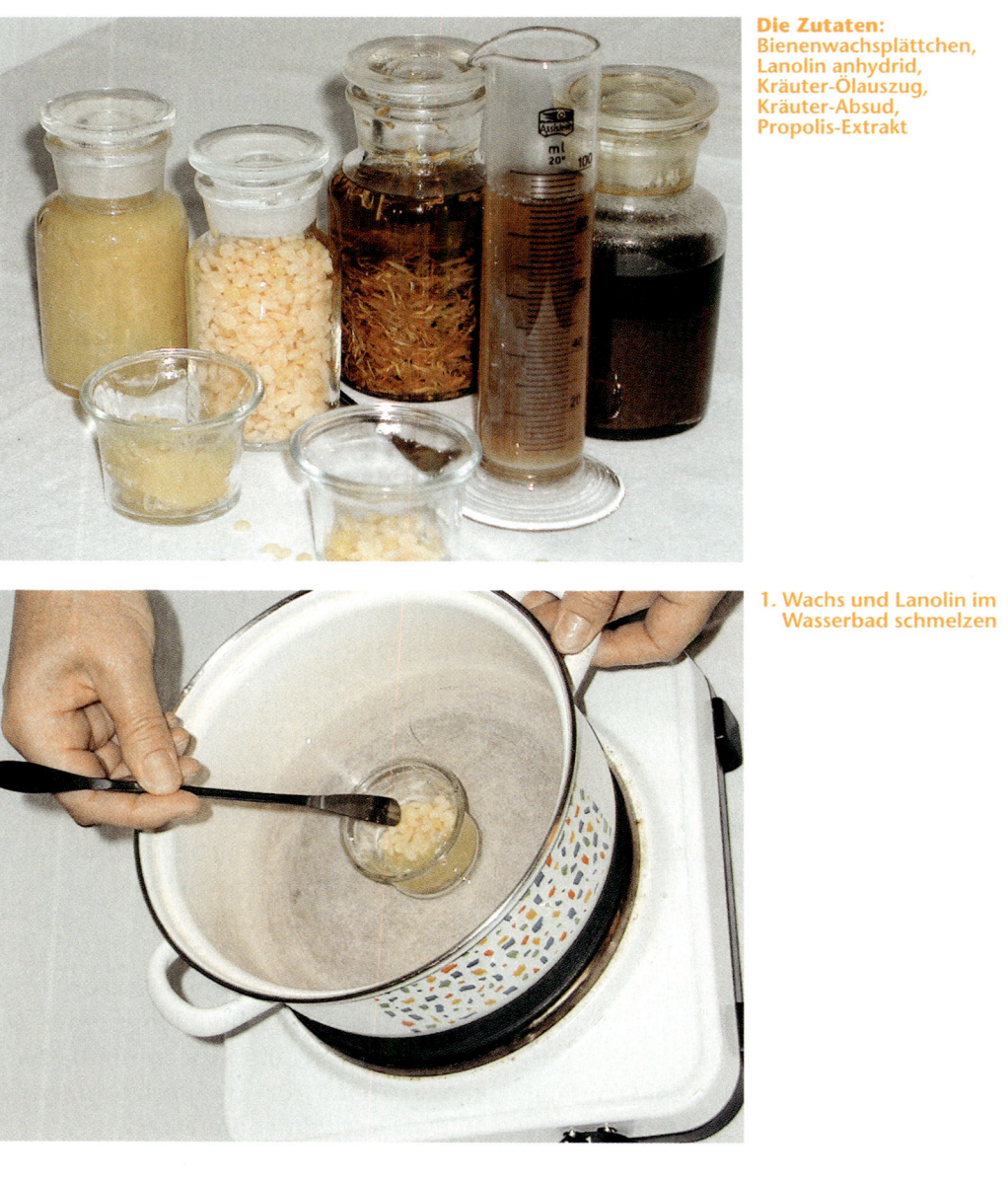

Die Zutaten:
Bienenwachsplättchen,
Lanolin anhydrid,
Kräuter-Ölauszug,
Kräuter-Absud,
Propolis-Extrakt

1. Wachs und Lanolin im
   Wasserbad schmelzen

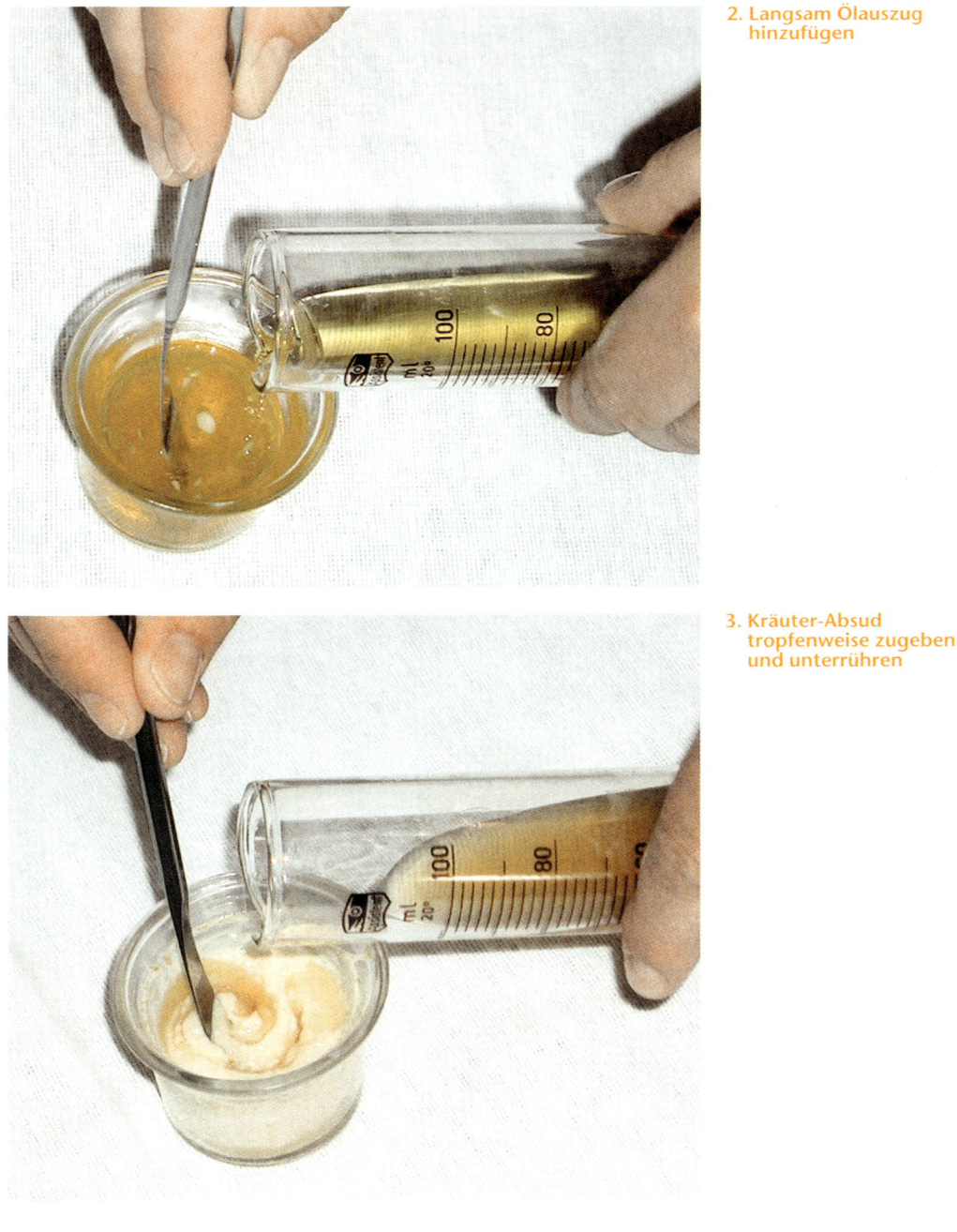

**2. Langsam Ölauszug
hinzufügen**

**3. Kräuter-Absud
tropfenweise zugeben
und unterrühren**

4. Sobald die Creme auf etwa 30 °C abgekühlt ist, wird der Propolis-Extrakt untergerührt

5. Ist die Creme auf Zimmertemperatur abgekühlt, wird sie noch einmal durchgerührt und dann abgefüllt

PROPOLIS-LILIENWURZEL-CREME

Zutaten für etwa 250 g Creme

    10 g Bienenwachsplättchen
    40 g Lanolin anhydrid
    100 ml Oliven- oder Weizenkeimöl
    100 ml Absud von getrockneter
    Lilienwurzel in destilliertem Wasser
    20 ml Propolis-Extrakt

Für die Wasserphase dieser Creme wird ein konzentrierter Absud von 100 g getrockneter, in kleine Stücke geschnittener Lilienwurzel in 150 ml destilliertem Wasser hergestellt. Dieser Absud muss nach dem Aufkochen 30 bis 40 Minuten ziehen! Anstelle eines Ölauszugs wird reines Oliven- oder Weizenkeimöl verwendet. Weitere Herstellung wie oben beschrieben.

Die Propolis-Lilienwurzel-Creme ist eine feine Creme zur Straffung, Verfeinerung und Pflege von trockener, spröder und altersmüder Haut. Sie verhindert, dass sich die feinen Risse in der Haut entzünden. Außerdem ist diese Creme als erste Gesichtscreme nach einem Sonnenbrand geeignet!

PROPOLIS-LINDENBLÜTEN-CREME

Zutaten für etwa 250 g Creme

    10 g Bienenwachsplättchen
    40 g Lanolin anhydrid
    100 ml Ölauszug von Lindenblüten
    100 ml Absud von Lindenblüten
    20 ml Propolis-Extrakt

Herstellung wie oben beschrieben. Die Propolis-Lindenblüten-Creme ist eine klärende, pflegende und desinfizierende Creme für fette Problemhaut mit Pickeln und Mitessern sowie für empfindliche, zu Reizungen neigende Mischhaut.

PROPOLIS-PFLASTER

Für die äußere Anwendung bei Geschwüren, Abszessen, Frostbeulen und Hühneraugen sowie für frische Wunden und zum Kauen bei Zahnfleischentzündungen ist das „Propolis-Pflaster" gut geeignet. Man verflüssigt 100 g Bienenwachsplättchen im Wasserbad, lässt die Schmelze auf Handwärme abkühlen und vermischt sie dann mit 20 g Waldhonig und 20 g Propolis-Extrakt. Die Mischung wird gut durchgerührt und ergibt nach dem völligen Erkalten eine sehr dicke Paste.

PROPOLIS-ÖL

Mischt man Propolis-Tinktur zu gleichen Teilen mit Rizinusöl, so erhält man
die ideale Anwendungsform der Propolis zum Bepinseln von Krampfadern und
inneren oder äußeren Hämorrhoiden.
Für letzteren Fall ist die Anwendung an-
genehmer, wenn man das Propolis-Öl
zuvor für eine halbe Stunde in den Kühlschrank stellt.

Abschließend ein wichtiger Hinweis!
Alle Zubereitungen mit Propolis sind
lichtempfindlich. Man sollte sie deshalb
immer lichtgeschützt und kühl aufbe-
wahren. Dunkle Gläser oder Tiegel aus
Keramik oder Steingut sind die idealen
Gefäße, Kunststoffbehältnisse tun es zur
Not auch – aber niemals welche aus
Metall! Die Wirkstoffe in den Propolis-
Zubereitungen können mit Metallen
reagieren.

Gelée royale

Wer sich in früheren Zeiten dem Genuss von Wabenhonig hingab, bekam einen kleinen Teil Gelée royale gleich mit – und auch einige ein bis drei Tage alte Maden, die in ihren Zellen während dieser Entwicklungsphase im Gelée royale schwimmen. In jener Zeit, als die Ernährungsweise noch nicht so eiweißlastig war wie in unserer, dürfte weder der bitter-süße Futtersaft noch die madige Eiweißzugabe gestört haben.

Während der Bienenhonig schon in der Altsteinzeit die Begehrlichkeit des Menschen erregt haben dürfte und Propolis seit mindestens 3000 Jahren seiner Eigenschaften wegen geschätzt wird, weiß man von der Existenz des königlichen Futtersaftes Gelée royale erst seit etwa 300 Jahren.

Entdeckt wurde er von dem holländischen Naturforscher Jan Swammerdam. Im Zuge seiner Erforschung des Lebens im Bienenstock öffnete er Königinnenzellen und entdeckte, dass deren Boden mit einem süß-säuerlichen Gelée bedeckt ist. Er gab demselben auch gleich den Namen, den es bis heute trägt: Gelée royale. Die jungen Bienen, die zwischen ihrem sechsten und zehnten Lebenstag zur Brutpflege eingesetzt sind, sondern das Gelée royale aus zwei Futtersaftdrüsen am Kopf ab. Diesen besonderen Saft erhalten alle Bienenmaden zwischen dem ersten und dritten Tag. Die „gewöhnlichen" Maden erhalten ab dem vierten Tag das einfache Bienenfutter aus Pollen und Honig – nachdem sie in den ersten drei Tagen durch die Spezialkost Gelée royale rund das Tausendfache ihres ursprünglichen Gewichts zugenommen haben. Die Königinnenmade dagegen bekommt bis zur Verpuppung Gelée royale, und wenn sie am 16. Tag als Königin aus ihrer Zelle schlüpft, sofort wieder – ihr ganzes Leben lang.

Dass die Fütterung mit dem königlichen Saft Auswirkungen hat, kann man schon an einfachen Vergleichen sehen: Die Arbeitsbiene schlüpft nach 21 Tagen, die Königin schon nach 16 Tagen; eine Arbeitsbiene erreicht im Sommer ein Alter von etwa sechs Wochen, eine Königin wird bis zu fünf Jahre alt; die Arbeitsbiene ist geschlechtslos, ein verkümmertes Weibchen, die Königin dagegen ein pures Geschlechtstier, fruchtbar fast bis zum Platzen, das täglich an die 2000 Eier legt.

Sicher spielen bei diesen Unterschieden noch viele andere Faktoren mit. Aber der Auslöser und vor allem der „Treibstoff" ist Gelée royale. Denn alles, was in diesem einzigartigen Saft enthalten ist, ist auf Energie, Erneuerung und Fruchtbarkeit ausgerichtet. Und das Schönste daran: Aus diesem Potential können nicht nur Bienenköniginnen schöpfen – es steht auch dem Menschen zur Verfügung!

Ein Jungbrunnen für alle Körperzellen

Seit den Sechzigerjahren des vorigen Jahrhunderts ist die pharmazeutische und biochemische Forschung dabei, das Rätsel der Inhaltsstoffe des Königinnen-Futtersaftes Gelée royale zu entschlüsseln. Und obwohl in der seither verflossenen Zeit schon eine ganze Forschergeneration gute Arbeit geleistet und eine Vielzahl von Ergebnissen geliefert hat, braucht sich auch die nächste Forschergeneration keine Sorgen um den Arbeitsplatz zu machen: Es gibt noch jede Menge ungelöster Rätsel rund um das Gelée royale!

In der chemischen Analyse zeigt sich Gelée royale als ein Gemenge aus 67 % Wasser und 33 % Trockensubstanz. Letztere enthält 12 % Eiweißstoffe (Proteine und Aminosäuren, besonders die wichtigen freien Aminosäuren), etwa 5 % Fette (vor allem in Form mehrfach ungesättigter Fettsäuren), rund 10 % Einfachzucker (Glucose und Fructose), eine beachtliche Menge Mineralstoffe, Spurenelemente, Vitamine und Hormone sowie genau 2,8 % Stoffe, die noch nicht identifiziert sind. Die Wissenschaftler wissen einfach nicht, was das sein könnte, und bezeichnen diesen unbekannten Stoffanteil deshalb als „Faktor R" – was immer das heißen mag.

In jüngerer Zeit fanden Forscher außer den wichtigen freien Aminosäuren noch mikrometallhaltige Elemente und unter den ungesättigten Fettsäuren alle zehn bekannten Arten von Hydroxydecensäuren. In Tierversuchen wirkten sich diese Arten von Fettsäuren stark hemmend auf das Tumorwachstum aus.

Gelée royale ist vor allem für den menschlichen Zellstoffwechsel von großem Wert. Die Wirkstoffe stimulieren die Zellerneuerung, fördern die Sauerstoffaufnahme und den Stoffwechsel der Zellen und erhöhen allgemein die Vitalität und Widerstandskraft. Dabei ist bemerkenswert, dass schon die tägliche Einnahme weniger Hundertstel Gramm Gelée royale einen Anstoß zur Zellerneuerung liefern kann. Gelée royale ist reich an Vitaminen der B-Gruppe, vor allem an Vitamin B_{12}, das für die Bildung roter Blutkörperchen unentbehrlich ist.

Wegen seiner zellerneuernden und allgemein vitalitätssteigernden Wirkung darf man Gelée royale zu Recht als „Jungbrunnen" bezeichnen. Es zeigt

Wirkung bei körperlichen und geistigen Erschöpfungszuständen, und die Vorbeugung mit Hilfe von Gelée royale lässt solche Zustände gar nicht erst aufkommen. Gelée royale wirkt gegen stressbedingte Nervosität, gegen Konzentrations- und Gedächtnisstörungen, gegen erhöhte Cholesterinwerte (in Verbindung mit einer entsprechenden Diät) und gegen Blutarmut. Nach schweren Erkrankungen kann die Einnahme von Gelée royale die Genesungszeit deutlich verkürzen und eine rasche Kräftigung begünstigen. Als Mittel der Vorbeugung ist Gelée royal besonders dann angebracht, wenn man an einem gestörten Allgemeinbefinden leidet, sich ständig überfordert und müde fühlt oder dauernd geistige oder körperliche Schwerarbeit leisten muss.

Gelée royale zeigt zwar oftmals Wirkungen, die fast an ein Wunder denken lassen, ein „Allheilmittel" ist es aber nicht. Die beeindruckendste Wirkung zeigt es jedenfalls bei Frauen in Pubertät und Klimakterium sowie bei älteren Menschen. Gerade in der zweiten Lebenshälfte führt die regelmäßige Einnahme von Gelée royale (kombiniert mit Honig und/oder Pollen) zu deutlich verbesserter Vitalität, Konstitution und Widerstandskraft.

Die übliche tägliche Dosis an reinem Gelée royale liegt bei etwa 1 g. Es ist allerdings erwiesen, dass reines Gelée royale eine geringere Wirkung hat als im Gemenge mit Honig oder Pollen. Es dürfte

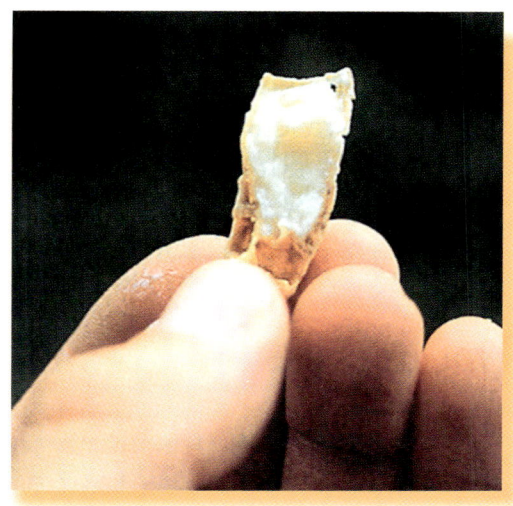

Gelée royale in einer Weiselzelle

sich bei diesem Effekt um eine Art „Potenzierung" handeln, ähnlich jener, wie sie aus der Homöopathie bekannt ist. Eine praktikable und übliche Art der Einnahme von Gelée royale ist deshalb jene gemeinsam mit Honig. Man kann das Honig-Gelée-royale-Gemenge einfach selbst herstellen, indem man Gelée royale sehr sorgfältig und gleichmäßig in den Honig einrührt. Es sollten jedoch mindestens 15 g Gelée royale in 250 g Honig verrührt werden, damit man mit zwei Teelöffeln Honig etwa 500 mg Gelée royale zu sich nimmt.

Die Mischung von Gelée royale mit Honig hat den zusätzlichen Vorteil, dass die Haltbarkeit des königlichen Futtersaftes verbessert wird.

Gelée royale ist sehr wärme- und lichtempfindlich. Es wird am besten tiefge-

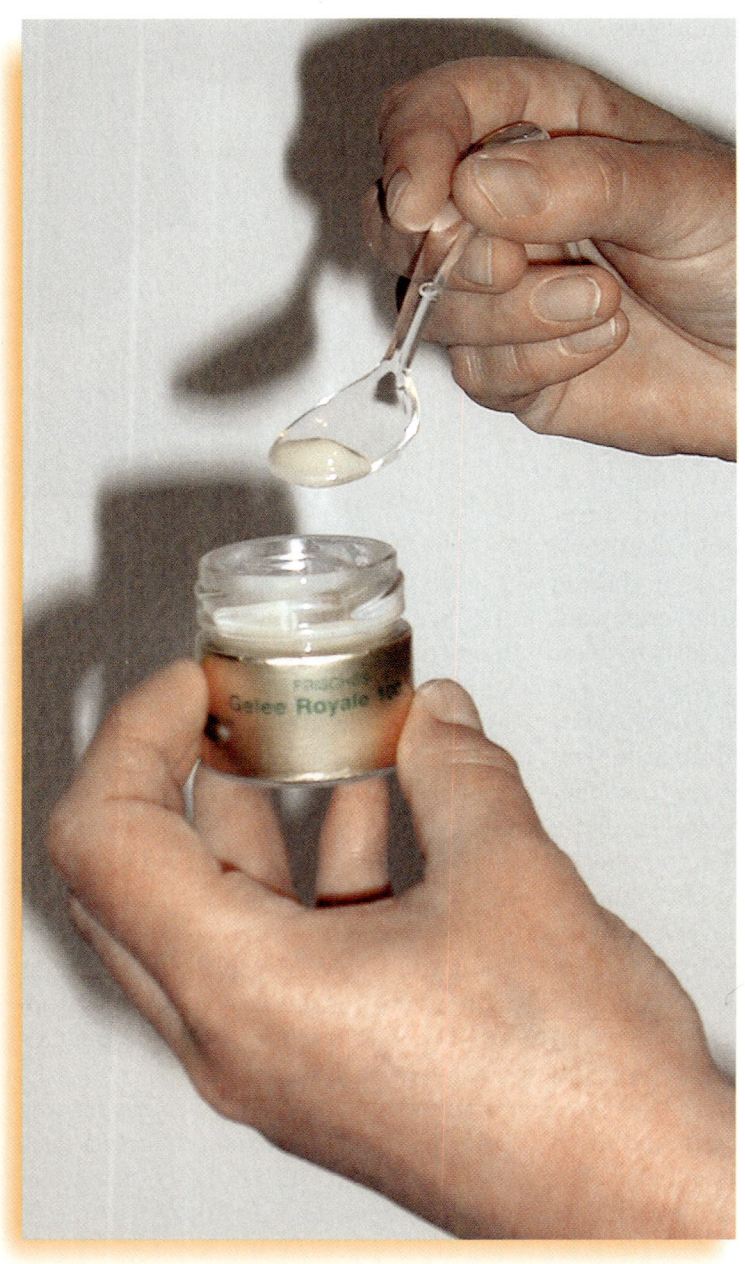

Die tägliche Dosis beträgt bei reinem Gelée royale etwa ein Gramm

kühlt gelagert. Nur jene Mengen, die man innerhalb von drei bis vier Wochen verbrauchen kann, werden im Kühlschrank aufbewahrt.

Falls Ihnen diese Prozedur zu aufwändig erscheint, müssen Sie trotzdem nicht auf den Jungbrunnen Gelée royale verzichten. Seit Jahren schon werden in Apotheken und Drogerien Gelée-royale-Kapseln angeboten. Diejenigen davon, die das Prädikat „empfehlenswert" verdienen, enthalten auf jeden Fall 500 mg Gelée royale und dazu meist die gleiche Menge an fermentierten Blütenpollen. Häufig ist in den Kapseln auch noch eine geringe Menge an anderen Wirkstoffträgern enthalten, beispielsweise Ginseng-Extrakt. Diese Kapseln sind deutlich länger haltbar als pures Gelée royale.

Hilfreich in Pubertät und Klimakterium

Von der Natur wurde Gelée royale als Kraftfutter für die Bienenkönigin bestimmt. Das lässt in gewisser Weise den Schluss zu, dass es ein spezielles Wirkungsspektrum für spezielle Frauenprobleme bietet. Tatsächlich zeigen die Ergebnisse jahrelanger Forschungen und langer Versuchsreihen, dass Gelée royale gerade in Phasen hormonaler Veränderungen eine unschätzbare Hilfe für Frauen darstellt.

Die erste hormonale Umstellung geschieht in der Pubertät. Das Mädchen tritt in die Geschlechtsreife ein, die physische und psychische Situation verändert sich von Grund auf. Der schulische Leistungsstress wirkt sich in dieser Situation besonders negativ aus. Menstruationsprobleme von Anfang an sind oft die Folge. Diese schmerzhaften Erfahrungen können mit Hilfe von Gelée royale oft auf ein Mindestmaß reduziert werden. Ein Nebeneffekt, der jungen Damen auch nicht ungelegen kommt: Die regelmäßige Einnahme von Gelée royale, idealerweise kombiniert mit Blütenpollen oder Honig, mindert auch das Problem mit der Pubertäts-Akne. In reiferen Jahren ist es dann neuerlich das hormonale Geschehen, das den Körper der Frau „durcheinander bringt". Das Klimakterium mit seinen Gewichts- und Figurproble-

men, mit Blutdruck- und Kreislaufbeschwerden, Atemnot, Schwindelanfällen, Hitzewallungen, Stoffwechselproblemen und heftigen Kopfschmerzen kann unter Umständen mehrere Jahre dauern. An sich ist das alles kein Wunder – war doch der weibliche Organismus durch Jahrzehnte an die Regelblutung gewöhnt. Plötzlich muss er nicht nur mit einer völlig neuen hormonalen Situation fertig werden, sondern auch mit einer Menge im Körper gestauter Stoffe, die vordem leicht auszuscheiden waren.

Die Mischung aus Gelée royale und Blütenpollen zeigt in dieser Phase des Frauenlebens ihre segensreiche Wirkung in besonders eindrucksvoller Form. Entsprechende Untersuchungen, bei denen Frauen im Alter zwischen 45 und 55 Jahren mit einer täglichen Dosis von 500 mg Gelée royale und 500 mg fermentiertem Blütenpollen (beides in einer Kapsel) behandelt wurden, zeigten, dass diese Frauen deutlich weniger unter Wechselbeschwerden litten als jene, die dieses „Wundermittel" nicht erhielten. Außerdem konnten diese Frauen nicht nur großteils ihr Gewicht halten, sie erhielten auch häufig das Kompliment, wie jung sie aussähen! Letzteres ist kein Wunder, denn Gelée royale wirkt auch in diesem Fall als „Jungbrunnen" für alle Körperzellen. Es kräftigt zudem das Bindegewebe der Haut, wodurch die Haut straffer und glatter wird.

Frauen in den Wechseljahren haben oft Bedenken, künstliche Hormone zum Ausgleich des beginnenden organischen Hormondefizits einzunehmen. Gelée royale, kombiniert mit Blütenpollen, kann durchaus eine Alternative darstellen.

Im Einzelfall sollten solche Fragen jedoch mit dem behandelnden Arzt abgeklärt werden.

Bienenwachs

Bienenwachs dürfte vom Menschen etwa so lange genutzt und geschätzt werden wie Propolis. Vielleicht auch schon länger, denn das Bienenwachs bekam der Mensch als Verpackung für den Wabenhonig gleich mit. Wann der Mensch auf die Idee kam, Honig und Wachs voneinander zu trennen, wird wohl immer im Dunkel der Frühgeschichte verborgen bleiben. Jedenfalls berichtet der griechische Reiseschriftsteller Herodot (etwa 490 bis 430 v. Chr.) von Völkern, welche die Leichname ihrer Verstorben in Bienenwachs konservierten.

Im mitteleuropäischen Kulturkreis besaß Bienenwachs seit früher Zeit große Bedeutung als Siegelmaterial und als Stoff für jene Kerzen, die bei besonders festlichen Anlässen entzündet wurden. Für den Alltagsgebrauch waren Kerzen aus Bienenwachs viel zu wertvoll.

Im Bereich der Heilkunde war das Bienenwachs über viele Jahrhunderte hinweg die wichtigste Grundlage für Salben und Pflaster. Und das mit gutem Grund, denn Bienenwachs dient nicht bloß als Trägermaterial für Wirkstoffe, es enthält auch selbst antiseptisch und antibakteriell wirksame Substanzen.

Chemisch gesehen besteht Bienenwachs aus einem Gemisch von langkettigen Fettsäuren und deren Estern, zu etwa 75 % aus Palmitinsäuremyricylester und 15 % Ceretinsäure. Außerdem enthält es Vitamin A, das „Haut- und Augenvitamin", und zwar in beträchtlichen Mengen. In 1 kg Bienenwachs sind 41.000 I.E. (Internationale Einheiten) Vitamin A enthalten, in 1 kg Rindfleisch nur 600! Dazu kommen noch Vitamine der B-Gruppe, Enzyme und Mineralstoffe.

Die Bienen scheiden das Wachs an der Unterseite des Hinterleibes aus den Wachsdrüsen aus. Sie sind nicht die einzigen Wachsproduzenten. Auch Hummeln und sogar Blattläuse produzieren Wachs. Es gibt auch Pflanzen, die eine wachsähnliche Substanz absondern.

Bienen produzieren das meiste Wachs in Zeiten hoher Sammelaktivität und hoher Temperaturen. Letzteres hat den Vorteil, dass das Wachs leichter fließt. Da ist es keine Seltenheit, wenn ein Bienenvolk eine ganze Wabe in einer einzigen Nacht baut. Wachs wird nur von den „Baumeister-Bienen" produziert, das sind jene zwischen dem

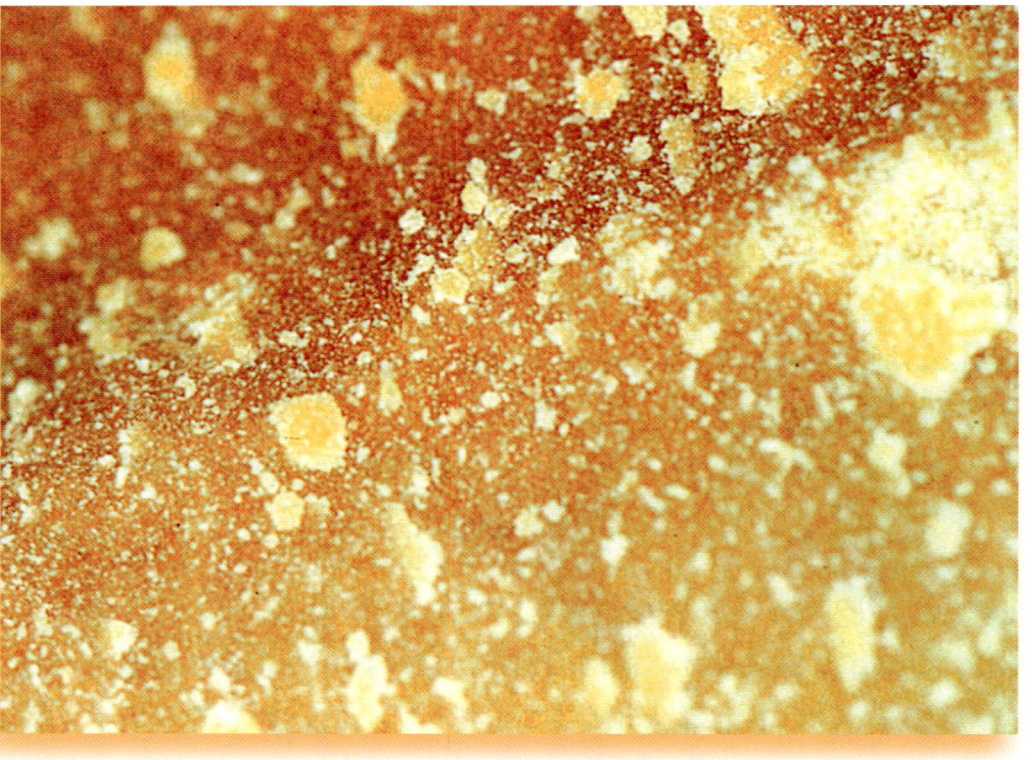

Die Bruchfläche vom Bienenwachs muss feinkörnig und stumpf sein

11. und 18. Lebenstag. Rund 100 Bienen sind nötig, um das Wachs für eine einzige Zelle abzusondern – und auf die Fläche von einem Quadratdezimeter passen 850 Zellen!

Die Inhaltsstoffe des Bienenwachs sorgen für eine weiche und glatte Haut. Bienenwachs ist deshalb der ideale Konsistenzgeber für alle Salben und Cremen. Schweineschmalz, das in früheren Zeiten zur Salbenherstellung benutzt wurde, sollte heute nicht mehr für diesen Zweck in Frage kommen. Vaseline ist bloß Fett und bietet, im Gegensatz zu Bienenwachs, keinerlei Wirkstoffe. Bienenwachs enthält meist Spuren von Propolis und eine sehr geringe Menge Pollen, aber keine unerwünschten oder gar schädlichen Stoffe. In der ursprünglichen Kombination des Wachses mit Honig, dem Wabenhonig, wirkt Bienenwachs aufgrund seiner antiseptischen und antibakteriellen Eigenschaften bei manchen Erkrankungen der Atemwege entzündungshemmend und mildert die Beschwerden. Bei Stirnhöhlen- und

Nebenhöhlenentzündung sowie bei Asthma hat sich folgende Anwendung bewährt: Man nimmt eine Woche lang drei- bis viermal täglich je einen Esslöffel voll Wabenhonig und kaut ihn mindestens eine Viertelstunde lang. Das dann noch im Mund verbleibende Wachs spuckt man aus. Diese Anwendung zeigt auch bei Pollenallergie gute Wirkung, wenn man etwa einen Monat vor Beginn der Blütezeit damit beginnt. In diesem Fall ist es vorteilhaft, Wabenhonig von einem Imker aus der näheren Umgebung des Wohnortes zu kaufen. Die darin enthaltenen Pollen sind dann mit großer Wahrscheinlichkeit von jener Art, auf die man allergisch reagiert. Wegen der sehr geringen Mengen sind die Pollen im Wabenhonig geeignet, den Körper langsam daran zu gewöhnen und die spätere Überreaktion zu unterbinden.

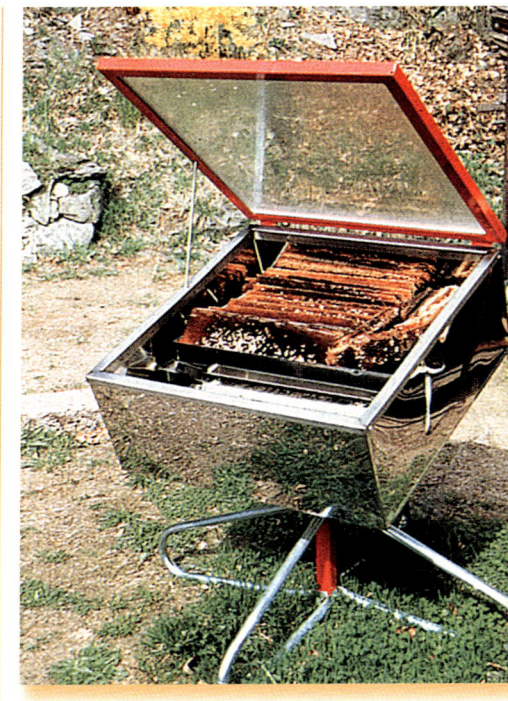

Wachsschmelze unter Ausnutzung der Sonnenenergie

Bienengift

Schon die alten Babylonier verwendeten Bienengift zur Heilung verschiedener Krankheiten, wahrscheinlich in erster Linie von Rheuma. Sie kannten zwar die Zusammensetzung des Bienengiftes und den Zusammenhang zwischen seiner Wirkung und den Ursachen rheumatischer Beschwerden nicht, verließen sich aber auf die Erfahrung, und die von Rheuma gequälten Patienten nahmen die ebenfalls schmerzvolle Therapie gerne auf sich. Heute ist man in der Lage, Bienengift isoliert zu gewinnen. Man lässt die Bienen einfach in eine poröse Unterlage stechen und saugt daraus das Gift ab. Zu Zeiten der alten Babylonier gab es diese Möglichkeit nicht. Da wurden die Patienten auf direktem Wege von den Bienen gestochen. Die nötige Anzahl Bienen und Bienenstiche wurde vom Therapeuten bestimmt. Verfügte der Patient über eine schwächliche Konstitution oder bestand eine Allergie, konnte diese direkte Form der Bienengift-Therapie auch zu einem lebensgefährlichen Unterfangen werden.

Heute besteht diese Gefahr zum Glück nicht mehr. Bienengift wird in Form von Injektionen, Salben und Einreibemitteln angewendet. Es ist aber nicht für die Selbsttherapie geeignet, sondern muss von einem versierten Arzt verabreicht werden.

Die Bienen gewinnen ihr Gift aus dem Pollen. Man hat herausgefunden, dass Bienen, die ohne Pollen ernährt werden, kein Gift bilden. Genau genommen ist Bienengift eine Art Abbauprodukt von Blütenpollen, vom Organismus der Biene entsprechend adaptiert. Das Gift wird in der Giftdrüse gebildet und in der Giftblase gespeichert. Die Menge ist – gemessen an der Wirkung eines Bienenstichs – sehr gering: Nur 0,1 bis 0,3 mg wiegt das winzige Gifttröpfchen einer Biene.

Der Hauptwirkstoff des Bienengiftes ist Melittin, ein Polypeptid, das aus 26 Aminosäuren besteht und 50 Prozent der Trockenmasse des Giftes ausmacht. Außerdem findet man noch eine Reihe von Aminosäurebausteinen und ein Enzym, das auch in Schlangengiften vorkommt und bei der Verteilung von Flüssigkeiten im Körper eine Rolle spielt. Bienengift regt die Produktion von körpereigenem Kortison an, ist also bei allen Krankheiten von größtem Nutzen, bei denen sonst von den Schulmedizinern Kortison gespritzt wird. Weiters wirkt Bienengift gefäßerweiternd, das Gewebe wird stärker durchblutet, Globuline und Leukozyten im Blut vermehren sich und damit wird die körpereigene Immunabwehr gestärkt.

Bienengift zeigt seine Heilwirkung bei Gelenks- und Weichteilrheumatismus genauso wie bei Neuralgien, Ischias-Beschwerden und Gelenksentzündungen. In der Homöopathie wird „*Apis mellifica*", gewonnen aus dem Bienengift, bei vielen Arten von schmerzhaften Entzündungen und wegen seiner stark harntreibenden Wirkung auch bei ödematösen Schwellungen verwendet.

Die Bienen-Hausapotheke

Eine Vielzahl von kleinen und auch etwas größeren Beschwerden lassen sich mit den Heilmitteln aus der Bienenapotheke oft rasch mildern oder ganz beseitigen. Dauern Beschwerden länger an oder sind ihre Ursachen unklar, ersetzt das zwar nicht den Besuch beim Hausarzt, aber die Bienen-Hausapotheke kann zumindest erste Hilfe leisten. Zudem haben die Heilmittel aus dem Bienenstock den Vorteil, keine Nebenwirkungen zu haben – außer vielleicht bei einer bestehenden Pollenallergie. Aber selbst in diesem Fall verschwinden die allergischen Reaktionen, sobald man mit der Einnahme der allergieauslösenden Bienenprodukte aufhört. Die folgende Auflistung soll einen Überblick bieten, zu welchen Mitteln aus der Bienenapotheke man bei bestimmten Beschwerden greifen kann. Ein Anspruch auf Vollständigkeit wird selbstverständlich nicht erhoben.

Arthritis

Beschwerden und Ursachen

Starke Gelenksschmerzen durch Gelenksentzündung. Diese kann auch im Zuge einer infektiösen Allgemeinerkrankung durch Bakterien oder Viren hervorgerufen werden. Die Erreger wandern im Blut durch den gesamten Organismus und können (auch) die Gelenke befallen. Schwere Gelenksentzündungen können zu bleibenden Schäden führen, die bis zur völligen Versteifung der Gelenke reichen können. Für die Therapie sind Fachärzte zuständig.

Linderung durch

Propolis-Wacholder-Salbe äußerlich, Propolis-Tinktur innerlich.

Anwendung

Umschläge mit Propolis-Wacholder-Salbe auf die betroffenen Gelenke, zweimal täglich wechseln. Propolis-Tinktur in Kräutertee, drei- bis viermal täglich eine Tasse mit je 20 bis 30 Tropfen Propolis-Tinktur.

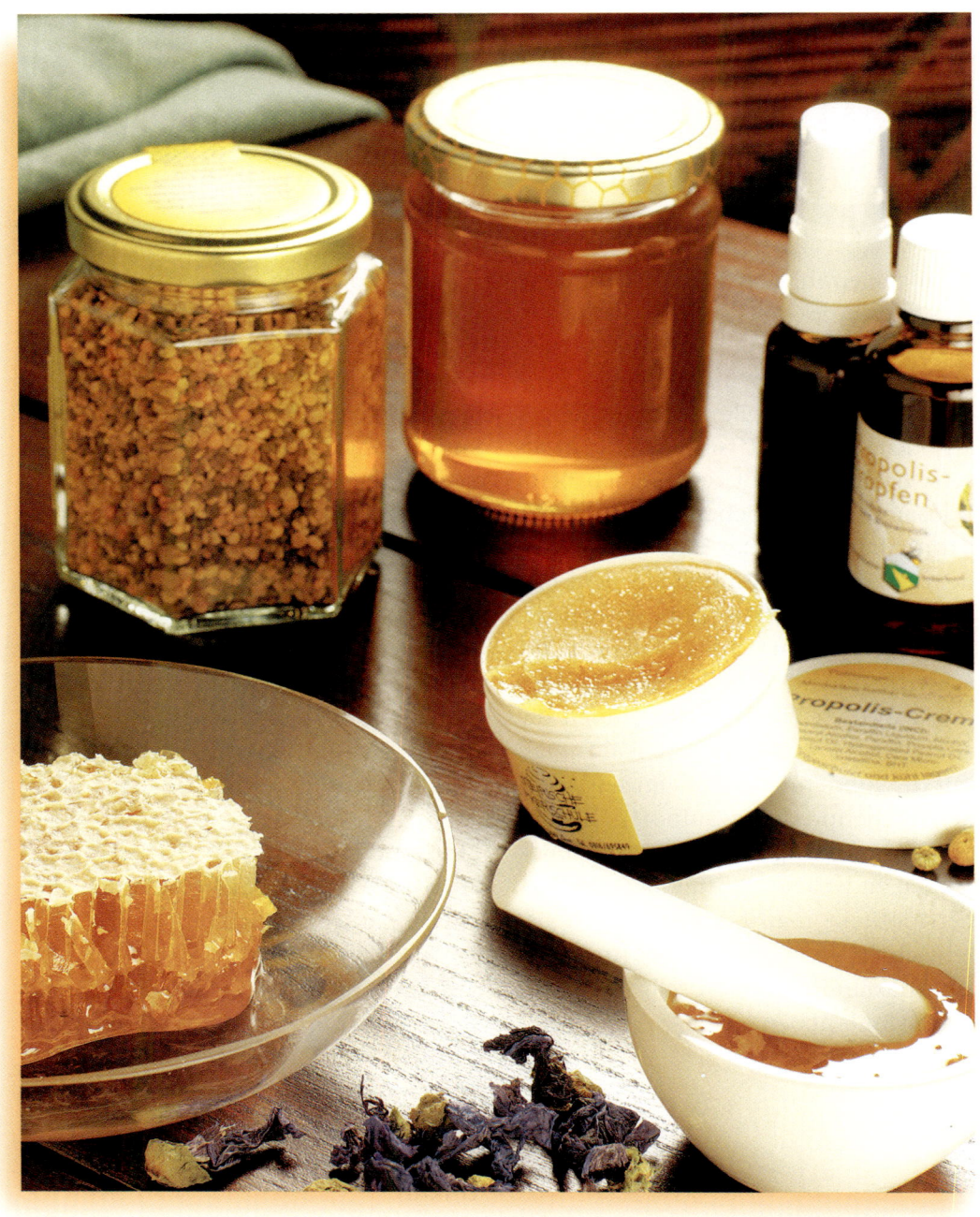

Asthma

Beschwerden und Ursachen

Asthma ist meist mit anderen Erkrankungen verbunden und äußert sich durch anfallsartig auftretende Kurzatmigkeit.

Man unterscheidet Herzasthma, das durch einen Blutstau in der Lunge verursacht wird und die Begleiterscheinung einer gefährlichen Herzschwäche ist, sowie Bronchialasthma, das durch allergische Reaktionen auf Hausstaub, Pollen Lebensmittelzusatzstoffe, Umweltschadstoffe oder durch Infektionen der Atemwege ausgelöst werden kann.

Bei Herzasthma ist eine fachärztliche Behandlung unumgänglich. Bei Bronchialasthma kann man die Heftigkeit der Anfälle kurzfristig durch Erste-Hilfe-Mittel aus der Bienenapotheke mildern.

Linderung durch

Honig mit Propolis

Anwendung

2 EL Honig mit 20 bis 30 Tropfen Propolis-Tinktur vermischen, im Akutfall einnehmen und anschließend drei- bis viermal täglich.

Blasenentzündung

Beschwerden und Ursachen

Infektion der Harnblase, wobei oft auch andere Teile des Urogenitalsystems in Mitleidenschaft gezogen werden können. Symptome sind Schmerzen, Brennen, starkes Druckgefühl, häufiger Harndrang und meist auch Fieber. Wird eine Blasenentzündung nicht richtig auskuriert, kann sie chronisch werden. Die Bienen-Hausapotheke soll deshalb nur zur Linderung der Beschwerden verhelfen, kann aber den Arzt nicht ersetzen.

Linderung durch

Entwässernden Kräutertee (am besten Brennnessel) mit Honig und Propolis.

Anwendung

Mehrmals täglich eine Tasse Brennnesseltee mit 1 EL Honig und 20 bis 30 Tropfen Propolis-Tinktur.

Bronchialkatarrh

Beschwerden und Ursachen
Viren und Bakterien können im Zuge einer Erkältung eine Entzündung der Bronchialschleimhaut auslösen. Das zeigt sich zu Beginn als Reizhusten, später Husten mit Auswurf der Verschleimung.

Abhilfe durch
Propolis mit Honig

Anwendung
Mehrmals täglich 1 EL Honig mit 20 Tropfen Propolis-Tinktur verrühren und einnehmen.

Darmkatarrh

Beschwerden und Ursachen
Aufgrund einer bakteriellen Infektion kommt es zu einer Entzündung des Dünn- oder Dickdarms. Anzeichen sind Übelkeit und Durchfall. Durch den Durchfall kann dem Körper sehr viel Wasser entzogen werden. Diesen Flüssigkeitsverlust sollte man durch das Trinken ausreichender Mengen Kräutertee ausgleichen.

Abhilfe durch
Propolis-Tinktur mit Honig in Kräutertee

Anwendung
Mehrmals täglich 30–40 Tropfen Propolis mit 1 EL Honig in einer Tasse Kräutertee verrühren und schluckweise trinken.

Durchblutungsstörungen

Beschwerden und Ursachen
Der Grund für die verminderte Durchblutung von Körpergewebe kann in einer Venenschwäche oder in einem verminderten arteriellen Zufluss bestehen. Symptome sind kalte Hände oder Füße, und vor allem im Unterschenkelbereich auch nächtliche Krämpfe mit entsprechenden Schmerzen.

Abhilfe oder Linderung durch
Äußerlich Propolis-Salbe, innerlich Gelée royale mit Honig

Anwendung
Propolis-Salbe abends vor dem Schlafen gehen auf die betroffene Körperstelle auftragen und mit einer Binde locker umwickeln. Durch die Binde darf die Blutzirkulation keinesfalls behindert werden. Zur Unterstützung „von innen her" nimmt man täglich morgens vor dem Frühstock 1 EL Honig, vermischt mit 1 g Gelée royale, ein.

Eierstockentzündung

Beschwerden und Ursachen

Unterkühlung, aber auch mangelnde Hygiene während der Regelblutung kann zu einer Scheiden- und Gebärmutterinfektion führen, die sich zu einer Eierstockentzündung ausdehnen kann. Symptome sind Unterleibsschmerzen und Fieber. Weil diese Erkrankung unbehandelt chronisch werden und zur Unfruchtbarkeit führen kann, ist die Konsultation des Arztes unumgänglich.

Die Heilmittel aus der Bienenapotheke wirken unterstützend zur ärztlichen Therapie, können die Heilung sehr beschleunigen, dienen aber auch der Vorbeugung.

Linderung durch

Propolis mit Honig und Gelée royale innerlich, Schafgarbensitzbäder mit Honig äußerlich

Anwendung

1 EL Honig wird mit 20 Tropfen Propolis-Tinktur und etwa 1 g Gelée royale vermengt. Diese Mischung nimmt man täglich morgens vor dem Frühstück. Anstelle von Gelée royale kann man auch Blütenpollen verwenden. In diesem Fall mischt man 2 EL Honig und 20 Tropfen Propolis-Tinktur mit 30 g Blütenpollen.

Für die Schafgarbensitzbäder wird 1 l sehr starker Schafgarbentee zubereitet. Nach dem Abkühlen auf unter 40 °C verrührt man darin 4 EL Honig. Dem Wasser für das Sitzbad zugeben. Die Badedauer sollte zwischen 15 und 20 Minuten betragen.

Erkältung

Beschwerden und Ursachen

Erkältungskrankheiten werden durch Viren ausgelöst und zeigen sich durch Husten und Schnupfen, oftmals begleitet von Fieber. Die beste Vorbeugung besteht in der Stärkung der körpereigenen Abwehrkräfte, etwa durch tägliche Einnahme einer Blütenpollen-Honig-Mischung. Der Pollenanteil sollte dabei zwischen 30 und 40 Gramm betragen.

Abhilfe durch

Propolis mit Honig

Anwendung

Mehrmals täglich eine Tasse Kräutertee mit 30 Tropfen Propolis-Tinktur und 1 EL Honig trinken.

111

Fieberbläschen

Beschwerden und Ursachen

Fieberbläschen werden durch Herpes-Viren verursacht. Fast jeder Mensch trägt diese Viren in sich, doch bei 80 % der Erwachsenen hat das Immunsystem diese Infektion im Griff. Ist das Immunsystem durch Krankheit oder Stress geschwächt, wandert das Virus entlang der Nervenbahnen zum Lippen- und Nasenbereich. Dort kommt es zu dem bläschenartigen Ausschlag mit Juckreiz, Brennen und Spannungsgefühl.

Abhilfe durch

Propolis-Tinktur äußerlich und innerlich

Anwendung

Die Bläschen mehrmals täglich mit Propolis-Tinktur betupfen. Zusätzlich zur Unterstützung von innen täglich morgens 1 EL Honig mit 20 Tropfen Propolis-Tinktur einnehmen.

Frühjahrsmüdigkeit

Beschwerden und Ursachen

Den Winter über hat der Organismus viele Vitalstoffe im Kampf gegen die Erkältungsviren verbraucht und ist durch die Abbauprodukte und Stoffwechselschlacken stark belastet. Die Folgen sind Mattigkeit, Unlustgefühl, Abgespanntheit, verminderte Leistungsfähigkeit und erhöhte Anfälligkeit für Infektionen.

Der Körper braucht dringend Vitamine und am besten eine dreiwöchige Entschlackungskur mit Brennnesseltee (drei- bis viermal täglich eine Tasse). Zusätzlich können die Aufbaustoffe aus der Bienenapotheke die vorhandenen Defizite ausgleichen und dem Organismus neue Kraft geben.

Abhilfe durch

Pollen und Honig

Anwendung

Am besten nimmt man Pollen und Honig in einem Getränk ein, etwa Molke. Man verrührt in 1/4 l Molke 40 g Blütenpollen und 1 EL Honig und trinkt diese Mischung täglich vor dem Frühstück.

Gürtelrose

Beschwerden und Ursachen

Die Gürtelrose ist eine Virusinfektion mit einem charakteristischen Bläschenausschlag und starken Schmerzen. Die

Bläschen sind infektiös und bei Kontakt ansteckend. Die Gürtelrose ist eine schwere Erkrankung, die vom Arzt behandelt werden muss. Zusätzlich können die Heilmittel aus der Bienenapotheke den Organismus im Kampf gegen die Viren unterstützen und die Heilung beschleunigen.

Linderung durch

Propolis-Tinktur oder Salbe äußerlich, Propolis mit Honig innerlich

Anwendung

Die betroffenen Stellen werden mit Propolis-Tinktur betupft. Man kann auch Umschläge mit Propolis-Salbe auflegen. Zur Unterstützung von innen her nimmt man zweimal täglich 1 EL voll Honig, der mit 30 Tropfen Propolis-Tinktur vermischt ist.

Halsentzündung

Beschwerden und Ursachen

Meist geht eine Halsentzündung mit einer Entzündung der Mandeln einher, die durch Bakterien verursacht wird. Ist wegen einer Erkältung das Immunsystem geschwächt, können sie sich ohne viel Widerstand vermehren und die Entzündung auslösen. Symptome sind Beschwerden beim Schlucken, Hals-

schmerzen, Mattigkeit, gerötete und geschwollene Mandeln und meist auch Fieber.

Abhilfe durch

Propolis mit Honig, Salbeitee mit Propolis zum Gurgeln

Anwendung

Getrocknete Salbeiblätter mit 1/4 l kochendem Wasser übergießen, 10 Minuten ziehen lassen, abseihen und abkühlen lassen. Sobald der Salbeitee Handwärme erreicht hat, wird 1 TL voll Propolis-Tinktur untergerührt und der Tee zum Gurgeln verwendet. Diese Anwendung wiederholt man mehrmals täglich. Zusätzlich nimmt man morgens 1 EL voll Honig, vermischt mit 20 Tropfen Propolis-Tinktur.

Husten

Beschwerden und Ursachen

Durch Erkältung ausgelöster Husten beginnt meist als trockener Reizhusten. Im weiteren Verlauf wird auch Auswurf gefördert.

Abhilfe durch

Honig-Zwiebel-Saft

Anwendung

Man höhlt mehrere große Zwiebeln etwa 1 cm im Durchmesser und fast über die gesamte Tiefe der Zwiebel aus und füllt den Hohlraum mit Honig.

Dann stellt man je eine Zwiebel mit der Öffnung nach unten auf einen Teller und lässt sie die Nacht über stehen.

Am Morgen hat sich im Teller eine beträchtliche Menge Saft angesammelt, und dieser ist ein sehr wirksamer Hustensaft!

Man nimmt davon mehrmals täglich 1 EL voll.

Kater

Beschwerden und Ursachen

Übelkeit, Kopfschmerzen, Durst, Schwindel – der Kater ist eine Vergiftung des Organismus, ausgelöst durch ein Übermaß an Alkohol. In seltenen Fällen können katerähnliche Zustände auch durch unverträgliche Medikamente hervorgerufen werden.

Abhilfe durch

Honig mit Pollen, Zitronensaft, Fencheltee

Anwendung

Nach dem mühsamen Aufstehen mischt man 2 EL voll Honig mit 40 g Pollen und

nimmt diese Mischung zu sich. Danach empfiehlt sich wegen des dringenden Bedarfs an Vitamin C Zitronensaft, eventuell gesüßt mit Honig. Bei Übelkeit und Magenbeschwerden bietet sich Fencheltee an, ebenfalls mit Honig gesüßt.

Krampfadern

Beschwerden und Ursachen

Krampfadern entstehen durch mehrere zusammenwirkende Faktoren, etwa Bindegewebsschwäche und Überlastung des Venensystems durch langes Sitzen oder Stehen. Sie können das Herz belasten, zu Thrombosen oder Venenentzündungen führen.

Abhilfe oder Linderung durch

Honig mit Gelée royale zur Bindegewebsstärkung, Propolis-Salbe zur äußeren Behandlung

Anwendung

Täglich morgens vor dem Frühstück 1 EL voll Honig, vermischt mit 1 g Gelée royale; abends wird Propolis-Salbe auf die Stellen mit den Krampfadern aufgetragen und mit einem Tuch abgedeckt.

Menstruationsbeschwerden

Beschwerden und Ursachen
Für viele Frauen ist die monatliche Blutung mit schmerzhaften Begleiterscheinungen verbunden. Sie reichen von Spannungsgefühlen in den Brüsten und leichten Bauchschmerzen bis zu Unterleibskrämpfen, Schwindel und Übelkeit. Bei starken Beschwerden sind der Rat und die Hilfe des Gynäkologen einzuholen, die Heilmittel aus dem Bienenstock können aber zusätzlich eine deutliche Linderung der Schmerzen bewirken.

Abhilfe oder Linderung durch
Honig mit Gelée royale, bei Verträglichkeit auch mit Pollen

Anwendung
Täglich morgens vor dem Frühstück 1 EL Honig mit 1 g Gelée royale und, falls keine Pollenallergie besteht, 30 g Blütenpollen vermengen und einnehmen.

Ähnlich gute Wirkung zeigen Kapseln mit zumindest je 500 mg Gelée royale und Pollen.

Nagelbettentzündung

Beschwerden und Ursachen
Wird das Nagelhäutchen eingerissen, können durch die Wunde Bakterien eindringen und eine Nagelbettentzündung bewirken. Diese wird von Schmerzen, Rötung, Schwellung und Eiterbildung begleitet. Um einer Blutvergiftung vorzubeugen, sollte der Arzt aufgesucht werden. Beginnt man schon bei den ersten Anzeichen mit dem Auftragen einer Honig-Propolis-Mischung, kann man die Verschlimmerung meist verhindern und eine rasche Heilung bewirken.

Abhilfe oder Linderung durch
Honig mit Propolis, äußerlich und innerlich

Anwendung
1 EL Honig wird mit 1 TL Propolis-Tinktur vermengt und diese Mischung dick auf die verletzte Stelle aufgetragen. Der Finger wird anschließend mit einem kleinen Tuch eingebunden. Dieser Honig-Propolis-Verband wird zweimal täglich erneuert. Zusätzlich nimmt man – ebenfalls zweimal täglich – einen Esslöffel voll Honig, vermischt mit 30 Tropfen Propolis-Tinktur, ein.

Schlafstörungen

Beschwerden und Ursachen
Schlafstörungen können die verschiedensten Ursachen haben. Dauern sie länger an, sollten die Ursachen von einem Arzt abgeklärt werden (d.h. wirklich abgeklärt und nicht bloß ein Schlafmittel verschrieben werden!).

Durch nervliche Überanspannung bewirkte Schlafstörungen können auch mit einem „Schlafmittel" aus der Bienenapotheke bekämpft werden.

Abhilfe durch
Hopfenblütentee mit Honig und Gelée royale

Anwendung
Eine Stunde vor dem Schlafengehen eine Tasse Hopfenblütentee zubereiten, auf Handwärme abkühlen lassen und dann 1 EL Honig, vermengt mit 1 g Gelée royale, einrühren. Schluckweise trinken.

Sodbrennen

Beschwerden und Ursachen
Nach schweren oder fetten Speisen kann die Magensäureproduktion aus dem Gleichgewicht geraten. Folgen sind Aufstoßen von Magensäure und Brennen in der Speiseröhre.

Abhilfe durch
Honig

Anwendung
2 EL voll Honig einnehmen, sobald die Beschwerden auftreten. Nach der Einnahme von Honig können sich die Beschwerden kurzfristig sogar verschlimmern, sie verschwinden aber nach der Einnahme eines weiteren EL Honig meist in kürzester Zeit.

Warzen

Beschwerden und Ursachen

Für das Entstehen von Warzen sind Viren verantwortlich. Deshalb können sich Warzen auch durch Hautkontakt vermehren und verbreiten. Abgesehen von ihrem unschönen Aussehen können sie unter Umständen auch Spannungsgefühle an den betroffenen Stellen bewirken. Mit Propolis-Tinktur kann man Warzen meist rasch zum Verschwinden bringen.

Abhilfe durch

Propolis-Tinktur

Anwendung

Einen Wattebausch mit Propolis-Tinktur tränken, auf die Warze legen und mit einem Pflaster festkleben.

Zahnfleischentzündung

Beschwerden und Ursachen

Eine Zahnfleischentzündung wird durch Bakterien im Mundraum verursacht. Auch ein starker Zahnsteinbelag kann ihr Auftreten begünstigen.

Bei stärkeren Schmerzen oder wiederholtem Auftreten sollte der Gang zum Zahnarzt angetreten werden.

Abhilfe oder Linderung durch

Propolis-Tinktur

Anwendung

Die entzündete Stelle des Zahnfleisches wird mehrmals täglich mit Propolis-Tinktur bestrichen. Das Brennen durch den Alkoholgehalt der Tinktur währt nur kurz, die Linderung dagegen ist von längerer Dauer.

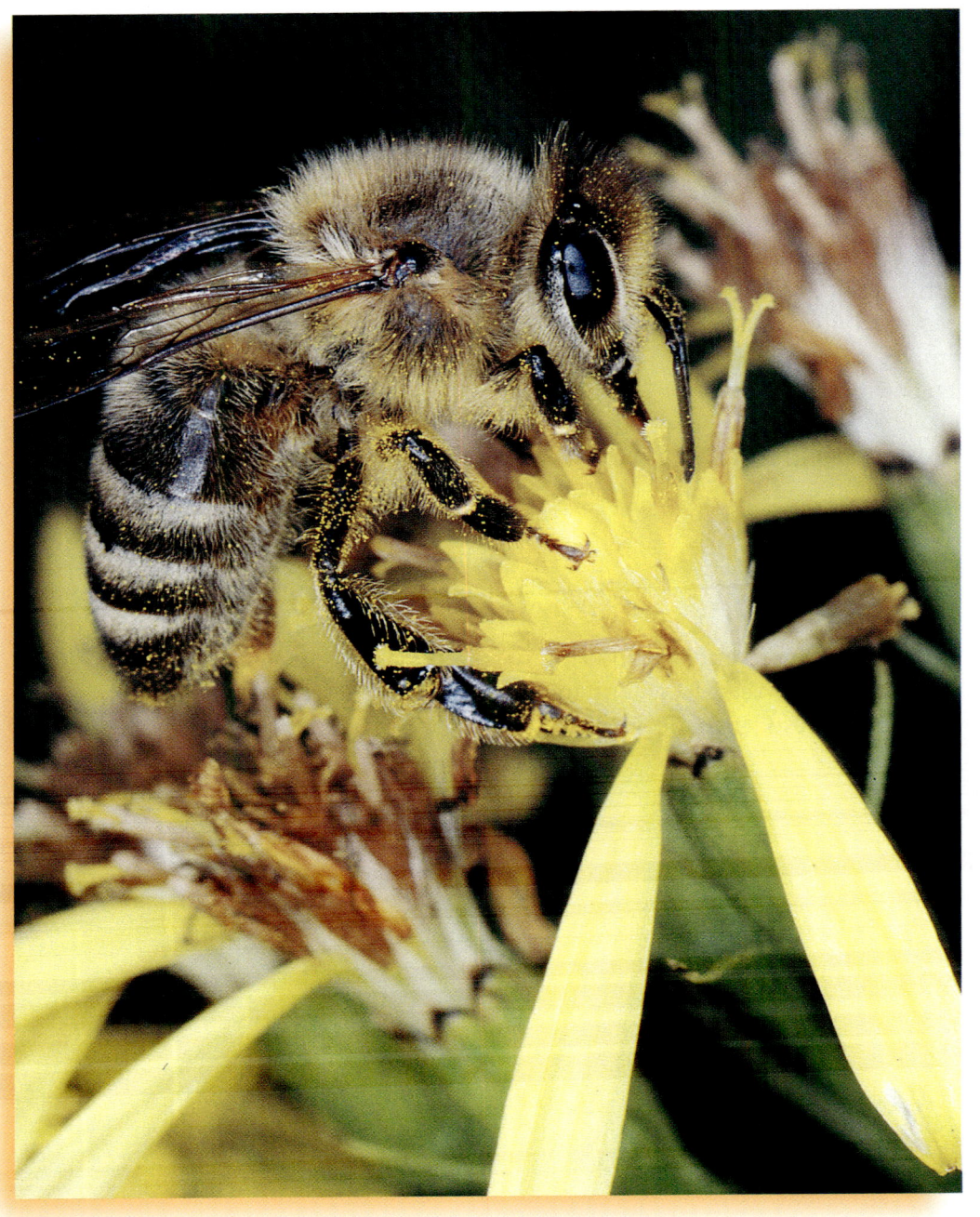

Abschließend sei noch einmal darauf hingewiesen:
Alle Produkte aus der Bienenapotheke sind sehr hitzeempfindlich!
Honig, Pollen, Propolis und Gelée royale dürfen niemals über 40 °C erwärmt
werden. Bei Bienenwachs liegt die Obergrenze bei etwa 70 °C.

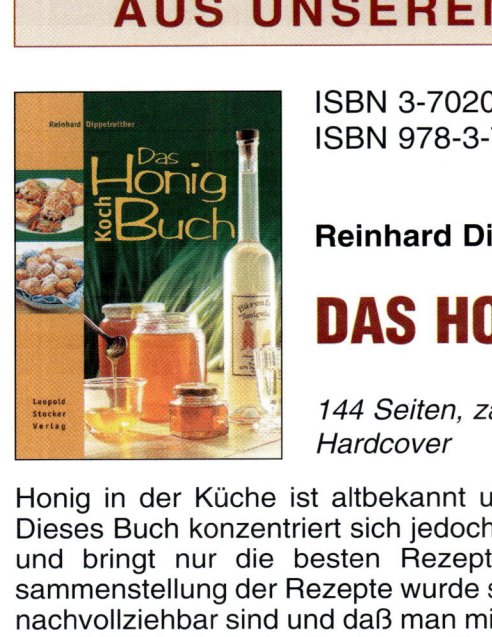